中医经典文库

串 雅 全 书

清·赵学敏　著

清·鲁照　南厓　辑

何　源　李　佳　赵小青　校注

U0363299

中国中医药出版社

·北 京·

图书在版编目（CIP）数据

串雅全书/（清）赵学敏著．—北京：中国中医药出
版社，1998（2024.6 重印）
（中医经典文库）
ISBN 978-7-80089-674-3

Ⅰ．串… Ⅱ．赵… Ⅲ．中医学临床-经验-中国清代
Ⅳ．R24

中国版本图书馆 CIP 数据核字（97）第 23904 号

中国中医药出版社出版
北京经济技术开发区科创十三街 31 号院二区 8 号楼
邮政编码：100176
传真：010-64405721
廊坊市祥丰印刷有限公司印刷
各地新华书店经销

*

开本 850×1168 1/32 印张 11 字数 199 千字
2008 年 9 月第 3 版 2024 年 6 月第 15 次印刷
书 号 ISBN 978-7-80089-674-3

*

定价：39.00 元
网址 www.cptcm.com

如有质量问题请与本社出版部调换（010-64405510）
版权专有 侵权必究
服务热线 010-64405510
购书热线 010-89535836
微商城网址 https://kdt.im/LIdUGr

《中医经典文库》专家顾问委员会

前　言

中华医药源远流长，中医药理论博大精深，学说纷呈，流派林立，要想真正理解、弄懂、掌握和运用她，博览、熟读历代经典医籍，深入钻研，精思敏悟是必经之路。古往今来，凡是名医大家，无不是在熟读精研古籍名著，继承前人宝贵经验的基础上，厚积薄发、由博返约而成为一代宗师的。

故此，老一辈中医药专家都在各种场合呼吁"要加强经典学习"；"经典是基础，传承是关键"。国家有关行政部门也非常重视，在《国家中长期科学和技术发展规划纲要（2006～2020）》中就明确将"中医药传承与创新"确立为中医药领域的优先主题，国家中医药管理局启动了"优秀中医临床人才研修项目"，提出了"读经典，做临床"的口号。我们推出这套《中医经典文库》，也正是为了给广大中医学子阅读中医经典提供一套系统、精良、权威，经得起时代检验的范本，以倡导研读中医经典之风气，引领中医学子读经典、用经典，为提高中医理论和临床水平打牢根基。

本套丛书具有以下特点：①书目权威：丛书书目先由全国中医各学科的学科带头人、一流专家组成的专家指导委员会论证、筛选，然后经专家顾问委员会审核、确定，均为中医各学科学术性强、实用价值高，并被历代医家推崇的代表性著作，具有很强的权威性；②版本精善：在现存版本中精选其中的最善者作为底本，让读者读到最好的版本；③校勘严谨：聘请具有深厚中医药理论功底、熟谙中医古籍文献整理的专家、学者精勘细校，最大限度地还原古籍的真实面貌，确保点校的高质量。

在丛书出版之际，我们由衷地感谢邓铁涛、朱良春、李经纬、余瀛鳌等顾问委员会的著名老中医、老专家，他们不顾年

— 1 —

迈，热情指点，让我们真切感受到老一辈中医药工作者对中医药事业的拳拳挚爱之心；我们还要感谢专家指导委员会的各位专家和直接参与点校整理的专家，他们不辞辛苦，兢兢业业，一丝不苟，让我们充分领略到中医专家的学者风范。这些都将激励我们更加努力，不断进取，为中医药事业的发展贡献出更多无愧于时代的好作品。

中国中医药出版社

2007 年 1 月

内 容 提 要

本书包括《串雅内编》四卷、《串雅外编》四卷、《串雅补》五卷,合称《串雅全书》。该书是一部整理走方医经验的著作,搜集了大量的民间秘方、验方、单方等,突出了廉、验、便三大特点。本书对于研究民间医药知识具有重要参考价值。

此次整理精选佳本,且保持底本原貌,不做任何删改。本书可供中医各科各级临床医师参阅。

校 注 说 明

　　本书包括《串雅内编》《串雅外编》及《串雅补》三部著作。因其内容均是整理走方医之经验,且又相互补充,体例亦完全相似,故合编成册,取名《串雅全书》。

　　《串雅内编》《串雅外编》是清代著名医家赵学敏所著。学敏,号依吉,字恕轩,浙江钱塘人。其性好学,一生从事医药学的活动,治学严谨,精益求精,尤其注重实践,善于吸取民间医生的经验,且勇于大胆革新。其著作包括《医林集腋》16卷、《养素园传信方》6卷、《祝由录验》4卷、《囊露集》4卷、《本草话》32卷,《串雅》8卷,《花药小名录》4卷,《升降秘要》2卷,《摄生闲览》4卷,《药性元解》4卷,《奇药备考》4卷,《本草纲目拾遗》10卷。合称利济十二种。其中现存仅有《串雅》和《本草纲目拾遗》两种。

　　走方医游乡串户,其看病卖药,是以摇串铃为标志的,故又名串铃医。赵氏把走方医的经验整理成册,取名《串雅》,意思是使串铃医的经验,冲破封建思想的阻碍,登上大雅之堂。《串雅》一书中,一部分是具有丰富经验的走方医赵柏云所提供的,另一部分则取自《百草镜》《救生苦海》和《养素园传信方》等。还有一小部分则取自一些医生传用的成方。赵氏遵循"不悖于古,而利于今""可济于世"的原则,搜集整理了大量的民间秘方、验方,其高度评价走方医的经验,认为其技术是大有可为的,且具有廉、便、验的特点,因此才被广大的劳动人民所接受。《串雅》一书的整理,发掘和保存了大量民间医药知识,因此,在中国医学史上做出了重要的贡献。其医学成就应该加以肯定,但也不可否认《串雅》一书中仍散见着一些迷信糟粕的色彩,而有些内容尚需我们今后去研究和探讨。

《串雅》一书版本较多,有合刻者,有分册者,也有解放后的铅印本。但其中内容多做了较大删改,很难一睹该书之全貌。此次整理以人民卫生出版社 1956～1958 年影印本为底本,参校扫叶山房石印本进行互勘。以保持底本原貌为原则,其中条目不做任何删改。其中明显错讹则予径改。

《串雅补》是继《串雅内外编》之后的又一部走方医著作,成书于道光五年(1875 年)。全书共五卷。第一卷为鲁照辑,后四卷为南厓辑。南厓是清仁宗体仁阁大学士朱珪之号,字石君。三十九岁始学道,通任督脉,又曾几主浙江乡试。此人于经书无所不通,颇受时人仰慕。

《串雅补》一书自 1919 年由扫叶山房以石印本刊布以来,未再重刊,以至今日近于失传。此次以 1919 年扫叶山房本为底本点校整理,有些地方以《串雅内编》做为参校本。其中异体字、通假字等一律径改为标准简化字,对一些生僻和较难懂的词句适当加注。

由于校注者水平所限,书中差错在所难免,敬请读者批评指正。另外,还望读者以科学的态度和方法,吸取本书之精华,摒弃其糟粕,更好地宏扬祖国医药遗产,促进中医事业的发展。

校注者

串 雅 内 编

清·赵学敏 著

何 源 校 注

重校刊《串雅内编》小引

医学渊源古帝，其书满家。经方脉论，各有专门；彪炳后先，几于充栋。独走方铃医自为一科。习是技者，师师口授，敩法相承。大率剽窃前贤绪论，以自为盈缩，或夸神授，或诧僧传。方则多本古人，又不能尽通古人之意，故自古无专书，人亦以卖艺者流薄之。其徒众辄挟此訾食江湖，秘其主使方剂，互为标揭。而乡僻城市随遇疗治亦往往奇验，比之世为名医恃骄自大之辈似又胜之。尝读《仓公传》及六朝褚生列传，与近代苏沈所纪，见证处方亦都暗合，可见铃串流传远有端绪，抑亦画山水者，同能不如独胜欤！

同里赵恕轩先生纂《串雅》一书，盖尝遇铃医之贤者，不私所得，悉以授之。先生删其眩异繁缛，参以秘笈所藏，归之雅正，勒为成书，其用心亦孔厚矣！咸丰初，为余杭某君刊行，未及流布，遽毁于庚辛之难，人间仅有存者。

徐侍郎颂阁先生乙酉春来杭州，从丁氏八千卷楼假归，录付以去。濒行属余刊印，以公同好。因乞吴君平格_{庚生}补注，条系于后。平格邃于医，其所注悉有依据，足以增益是书。若剞劂之资则镇洋瞿太守_{永嘉}任之。以广医药之一家，不必神其说于龙宫三十方也。

光绪庚寅仲夏仁和许增迈孙识

原　序

《周礼》分医为四：有食医、疾医、疡医、兽医。后乃有十三科，而未闻有"走方"之名也。《物原》记岐黄以来有针灸，厥后巫彭制药丸，伊尹创煎药，而未闻有"禁、截"诸法也。晋·王叔和纂《脉经》，叙阴阳内外，辨部候经络脏腑之病为最详。金·张子和以汗、下、吐三法，风、寒、暑、湿、火、燥六门为医之关键，终未闻有"顶、串"诸名也。有之，自草泽医始，世所谓"走方"是也。人每贱薄之，谓其游食江湖，货药吮舐，迹类丐；挟技劫病，贪利恣睢，心又类盗。剿窃医绪，倡为诡异；败草毒剂，悉曰仙遗；刳涤魇迷，诧为神授。轻浅之症，或可贪天；沉痼之疾，乌能起废？虽然，诚有是焉，亦不可概论也。为问今之乘华轩、繁徒卫者，胥能识症、知脉、辨药，通其玄妙者乎？俨然峨高冠，窃虚誉矣！今之游权门、食厚俸者，胥能决生死、达内外、定方剂十全无失者乎？俨然踞高座、侈功德矣！是知笑之为笑，而不知非笑之为笑也。

予幼嗜岐黄家言，读书自《灵》、《素》、《难经》而下，旁及《道藏》、《石室》，考穴自《铜人内景图》而下，更及《太素》、《奇经》；《伤寒》则仲景之外，遍及《金鞞》、《木索》；《本草》则《纲目》之外，远及《海录》、《丹房》。有得，辄抄撮忘倦，不自知结习至此，老而靡倦。然闻走方医中有顶、串诸术，操技最神，而奏效甚捷。其徒侣多动色相戒，秘不轻授。诘其所习，大率知其所以，而不知其所以然，鲜有贯通者。以故欲宏览而无由，尝以为憾。

　　有宗子柏云者，挟是术遍游南北，远近震其名，今且老矣。戊寅航海归，过予谈艺。质其道颇有奥理，不悖于古，而利于今，与寻常摇铃求售者迥异。顾其方，旁涉玄禁，琐及游戏，不免夸新斗异，为国医所不道。因录其所授，重加芟订，存其可济于世者，部居别白，都成一编，名之曰《串雅》。使后之习是术者，不致为庸俗所诋毁，殆亦柏云所心许焉。昔欧阳子暴利几绝，乞药于牛医。李防御治嗽得官，传方于下走，谁谓小道不有可观者欤？亦视其人之善用斯术否也。

凡　例

一、是编分内外二种，首列其要，次及其余。合之则诸法毕备，分之仍各有妙用，弃俗从雅，庶览者得有流别，知所先后，则近道矣。

一、医分必分症类次，兹则从法集方。有一病而诸门俱入者，以其各有治法，故不以类聚，不欲紊其成法也。

一、柏云手钞有《市语宗派神用运技》一卷，言多不经，启后人渔利之私，急为芟削，间采一二入绪论中，以广见闻。

一、顶、串、截为走医三大法，以譬三才也。末流辄妄定成数，有九顶、十三串、七十二截等目，每自夸于人，辄曰：某某得几顶、几串、几截，其法甚秘，云罕有全知者。不知以类统计，宁止区区者。余因尽发其秘，非欲矜己之长，良由济世一端，多多益善也。外有九种、十三根等法，能拔骨髓诸毒，然不肖疡科，每窃以取利，种毒留根，变小成大，实则为利浅而受害深，宁弃而不录。

一、禁法之大莫如水法，次则祝由，兹录其小者，绝扰屏嚣，均无妨于大雅。其有近于巫、觋所为者，概在所摈。

一、方用单行奏功最捷，药有制品取效更神，针灸辅药力所不及也。故列药外百物，又推恩所宜及也。故列医外奇病所以毕其法，药戏所以备其趣，皆以神妙用而奏厥功也，因并存之。

一、药品尚真，奚录伪焉？曰：所以著奸也！知其术，始不受其愚，而作伪者更无以巧取厚利，殆犹删诗不去郑、卫之意。矧其中有可用者，若假象皮膏之收口，假乳香之定痛，著效更捷于真，亦方术所不废也。至若蒙汗、麻沸等方，予皆有之，而不备录者，恐易以启奸，且已列睡圣整骨诸术矣，何多赘焉！

一、取虫为走医第一要法，而选元尤有起死回生之术。无此二门，则无由见神，故兼存不废。

一、是书初著，尚有灵穴经、奇脉经、灵草经、识症论、变症论及阳取、阴取、隔二、隔三诸法，当另为一编以问世。

一、是书采录得于柏云手抄者十之三，《百草镜》《救生海》者十之三，《养素园》及《江闽方本》者十之三，其一则传于世医者，悉汇而成帙。盖筌蹄由始例得并志焉。

一、丸散云刀圭者，分方寸匕之一准，如梧桐子大也。方寸匕者，作匕正方一寸，抄散取不落为度。五匕者，即今五铢钱边五字者，抄之不落为度。一撮者，四刀圭也。匕即匙也。

按：恕轩先生原订有内、外二编，凡例所论，总内、外而言之。兹所刊者，惟内编四卷。如水法、祝由、药外、医外、药戏、取虫、选元诸条皆内编所不载。今年正月，从越中藏书家觅得外编，如获拱宝，总次不暇细校，录付仍嘱吴君平格补注，行将以次开雕，以公同好。

光绪庚寅五月望迈孙识

绪　　论

　　负笈行医，周游四方，俗呼为走方。其术肇于扁鹊，华佗继之。故其所传诸法与国医少异，治外以针刺蒸灸胜，治内以顶、串、禁、截胜。取其速验，不计万全也。

　　手所持器以铁为之，形如环盂，虚其中，置铁丸，周转摇之，名曰虎刺。乃始于李次口。次口，走医也。常行深山，有虎啮刺于口，求李拔之。次口置此器于虎口，为拔其刺。后其术大行，名闻江湖。祖其术者率持此以为识，即名虎刺云。《三才藻异》作虎撑。

　　手所持药囊曰无且囊，云秦无且所用者。针曰铍针。有小袋曰罗星袋。有小尺曰分脉尺。有药点之镜曰语魅。有马口铁小筒，用以取牙，曰折脆。所作伪药皆曰何兼。市草药曰夹草。持竿布，卖膏药，曰货软。作道妆僧服曰游方，用针曰挑红，用刀曰放红，撮痧曰标印，艾火曰秉离，水调曰填冷，与人治病曰打桩，两人合治曰拢工，共分酬金曰破洞，赚人财帛曰捞爪，脱险曰出洞。如此之类不能悉载，略举一二焉。

　　走医有三字诀：一曰贱，药物不取贵也。二曰验，以下咽即能去病也。三曰便，山林僻邑仓卒即有。能守三字之要者，便是此中之杰出者矣。

走医有四验，以坚信流俗：一取牙。二点痣。三去翳。四捉虫。四者皆凭药力。手法有四要：用针要知补泻。推拿要识虚实。揉拉在缓而不痛。钳取在速而不乱。志欲敖，礼欲恭，语欲大，心欲小。持此勿失，遂踞上流。

药上行者曰顶，下行者曰串，故顶药多吐，串药多泻。顶、串而外，则曰截。截，绝也，使其病截然而止。按此即古汗、吐、下三法也。然有顶中之串，串中之顶，妙用如神，则又不可以常格论也。

药有常用之品，有常弃之品，走医皆收之。病有常见之症，有罕见之症，走医皆习之。故有二难，曰：用药难，识症难。非通乎阴阳，察乎微妙，安能使沉疴顿起，名医拱手？谁谓小道不有可观者欤！然今之煦煦然唯利是求、言伪而辨者，开方则笔似悬槌，临症则目如枯炭，直谓之医奴可耳，此走医之罪人也。

药有异性，不必医皆知之，而走医不可不知。脉有奇经，不必医尽知之，而走医不可不知。用奇乘间，一时之捷径也；得心应手，平日之功用也。古人出则行道，入则读书。盖医学通乎性命，知医则知立命。而一切沴戾不能中之，可以却病延年。否则己身之厄不能免，又焉能救人之危耶！

医本期于济世，能治则治之，不必存贪得之心。近率以医为行业，谓求富者莫如医之一途。于是，朋党角立，趋利若鹜，入主出奴，各成门户。在延医者每以病试医，在为医者又以药试病，彼此茫然，迄无成效。幸而偶中，则伪窃标榜。走医之术类聚既非，乡里论道罕见精微，惟各挟一长以遨游逐食，忌则相贼，合则相呼，如雀隼之交，欢屈莫定。有如此者，勿读吾书。

药有最验者曰丹头，即劫剂是也，病除后必不可再用。走医多挟此以博效，人每诧为神奇。病后再求余药，则授以丸药，谓可除余疾也。不知此即药肆中所弃之根渣，不论寒、热、温、和，辄取而锉制为丸，以贱售而贵取，所谓"捞爪"是也。有似此者，勿读吾书。

医者意也，用药不如用意，治有未效，必以意求。苟意入元微，自理有洞解，然后用药无不验。今则每恃祖方为长技，用而偶验，则留根不除，俟再发而再获也。用而不验，则率用猛毒之药以攻之，所谓下杀手也。在实症或间有转机，而虚损之人不且立毙者乎？不知全在平日用心之讲求也。若终岁群居科诨，入市招摇，贪饕沉凶，不知潜心理道者，勿读吾书。

截法中有点金药、拦江网、八面锋。如鲫鱼霜、中分散，截骨移毒皆点金药也。黄鹤丹、青囊丸皆拦江网也。兑金、鲤鲮皆八面锋也。俱不可不知。

走医于内科有变病法，如药脾丸中之用木瓜露以闭溺窍，掩月散中之用鲤脊鳞以遮瞳神，取贝母中之丹龙睛以弛髓脉，剔刺猬中之连环骨以缩骨筋。外科则用白朱砂以种毒，蛇蕈灰以种疮，即九种十三根之类。更有合扁豆膏以留疟，曼陀酒以留癫，甚则醉兽散之可以病牛马，金针丸之可以困花木，种种不仁，愈降愈甚，良由操技不精，欲借此遂其罔利之心耳。此书虽尽删其法，而不能尽绝其传也。故述其大概，使后来者知所免焉。

　　以上十二条从丁氏八千卷楼所藏抄本补入。所论确有见地，且举其弊而胪列之，足为殷鉴，实不忍使其湮没不传也。迈孙再识。

《串雅内编》目录

卷 一

截药总治门

黄 鹤 丹

朱衣翁在黄鹤楼所授，故名。

香附_{一斤} 黄连_{半斤}

洗晒，为末，水糊丸，如梧子大。如外感葱姜汤下，内伤米汤下，气病木香汤下，_{或沉香或木香随时酌用。}血病酒下，痰病姜汤下，火病白滚水下。余可类推。

青 囊 丸

邵应节真人母病，方士所授。

香附_{略炒，一斤} 乌药_{略泡，五两三钱}

为末，水醋煮，面糊为丸。随证用引，如头痛茶下，痰气姜汤下，血病酒下之类。

飞霞子韩𢘅昔游方，外治百病，男用黄鹤丹，女用青囊丸，此二药乃游方之祖方也。

庚生按 编中所载各方，用之得宜，奏效自捷，然须详审病人体质之虚实，症之寒热，慎勿妄投致误。

鲤鲮丸

治一切无名肿毒，治瘰疬尤效。

归尾_{五钱}　大黄　荆芥　桔梗　乳香_炙　没药_{炙，各二}钱　黄芩　连翘_{各三钱}　防风　羌活_{各二钱五分}　全蝎_{一钱}蝉退_{二十个，去头}　僵蚕_{二十五条}　牛皮胶_{一两土炒}　雄黄_{七分}金头蜈蚣_{四条，去头足}，分作四样法制：一条用姜汁搽焙干，一条用香油搽焙干，一条用醋搽焙干，一条用酥搽炙。再用穿山甲四两，亦作四制：一两用红花五钱，煎汤煮焙干；一两用牙皂五钱，煎汤煮焙干；一两用紫草节五钱，煎汤煮焙干；一两用苏木五钱，煎汤煮焙干。

上药共为细末，用真米醋打糊为丸。每丸重一钱二分，朱砂一钱五分，共为衣，磁瓶收贮，内用麝香五分，以养之。每服一丸，滚酒送下。未成内消，已成出脓，神效异常。

蜜犀丸

治半身不遂，口眼㖞斜，语言不利，小儿惊风，抽搐等症。

槐花_{炒，四两}　当归　川乌　元参_{炒，各二两}　麻黄　茯苓_{乳拌}　防风　薄荷　甘草_{各一两}　猪牙皂角_{去皮弦子炒，五钱}冰片_{五分，另研}

先以前十味研细末，后入冰片和匀，蜜丸，樱桃大，每服一丸，小儿减半，细嚼清茶送下。

庚生按　小儿惊风，有急慢之别，二者判若天渊，古今方书每混合不分。殊不知急惊属火、属痰、属实者多，慢惊属风、脾虚生风。属寒、属虚者多。此方内有川乌、牙皂、麻黄、冰片诸品，辛燥升散，开窍祛风，投之急惊，恐小儿稚阴稚阳难禁耗散，惟内有实火实痰者，尚可无害，倘误施之，慢惊脾虚生风之症，恐下咽立毙矣。慎之慎之！

普 济 丹

治一切瘟疫时气，恶寒发热，昏迷头痛等症。

制大黄一两五钱　生大黄一两五钱　僵蚕三两

生姜汁捣糊为丸，重九分、七分、五分，凡三等，遇瘟疫时症，取无根井花水服之。即平旦井中取起第一汲之水。视病人之老幼强弱，为多寡之准。

蓬 莱 丸

治男妇老幼一切感冒，瘟疫时症。

苍术八两，米泔浸透，陈壁土炒　半夏姜汁制　柴胡　黄芩厚朴姜汁炒　广皮　枳实炒　羌活　苏叶　木通各四两　山楂炒　莱菔子炒，各六两

上药共为末，鲜荷叶煎汤，和药，晒干，加神曲六两，打糊为丸，重三钱。朱砂五钱，雄黄一两，研末为衣。头痛寒热，葱姜汤下；咳嗽痰喘，姜汁汤下；中暑，香薷扁豆汤下；疟疾，姜汁冲服；红白痢，木香槟榔汤下；霍乱吐泻，藿香砂仁汤下；腹痛水泻，赤芍车前子汤下；饱闷，陈皮木香汤下；不服水土，广藿香汤下；山岚瘴气，蛊毒虫积，槟榔汤下；不识病原诸症，白滚水下。大人一丸，小儿孕妇及吐血虚损人半丸。服

药后忌食生冷面食。

发 汗 散_{附椒杏丸}

此路途救急神方，专治一切感冒风寒，行旅之人如能备带，随时施济，功德莫大。

绿豆粉　麻黄_{去根节}　甘草

各等分，为极细末，用无根水半茶杯，调服一钱，即时汗出自愈。

庚生按　此古方诸葛解甲散也，加入甘草一味，更为妥善。惟服时须量强弱加减，壮者钱半，次者一钱，十岁以下用五六分。不用盖被，其汗立出。然不及椒杏丸方，尤为平和。方列后：杏仁_{三十一粒}，白胡椒_{三十一粒}，共捣为末，生姜汁为丸，握手心中，一时自然汗出。伤寒用此，于虚损人尤宜。

松 梅 丸

健阳补中，强筋润肌，大能益人。

用松脂，以长流水、桑柴火煮，拔三次。再以桑灰淋汁，煮七次，扯拔七次。再以好酒煮二次，仍用长流水煮二次，以色白味不苦为度。每一斤入熟地黄末十两，乌梅末六两，蜜丸如梧子大。每服二三钱，空心盐米汤下。

仙 桃 丸

治手足麻痹，或瘫痪疼痛，腰膝痹痛，或打扑伤损，闪肭痛不可忍。

生川乌_{不去皮}　五灵脂_{各四两}　威灵仙_{五两}

洗晒为末，酒糊丸如梧子大，每服七丸至十丸，盐
汤下。忌饮茶，此药常服其效如神。

庚生按　此即古方乌龙丹以威灵仙易麝香耳。风痹
诸症，虚实参半，不可不慎。如治跌扑伤闪及有风邪有
瘀血者为宜，然亦不可多服久服。

余粮丸

治肿胀并脱力劳伤。

皂矾<small>八两，用红醋二茶杯煅至红色，放地上出火毒</small>　余粮石<small>四两，醋</small>
<small>煅七次</small>　砂仁<small>四钱，姜汁炒</small>　白豆蔻<small>四钱，炒</small>　厚朴<small>四钱炒</small>　广皮
<small>三钱</small>　干漆<small>一两，炒以烟尽为度</small>　白芷<small>二钱</small>　铁梗茵陈<small>五钱</small>　海金
沙<small>一钱</small>　川贝<small>二钱</small>　益母草<small>一钱</small>　广木香<small>二钱</small>　地骨皮<small>二钱</small>

各为细末，以黑枣捣烂为丸。如缓症日服七分，夜
服八分。重症每服二三钱，以好酒下之。

此方并治男妇翻胃噎膈腹痛，小儿喜吃泥土、生米
等物，及积年黄疸诸症。极重者服至六两，必能全愈。
孕妇忌服。此药服后终身忌食河豚、荞麦，虚损之人忌
用。

八仙丹

治小儿百病。<small>此方以巴霜为君，体质热者勿服。</small>

巴霜<small>一钱</small>　朱砂<small>五分</small>　郁金<small>五分</small>　乳香<small>二分</small>　没药<small>三分</small>
沉香<small>五分</small>　木香<small>四分</small>　雄黄<small>六分</small>

上药为末，滴水为丸，如粟米大，每服二三丸。惊
痫抽搐，赤金汤下；潮热变蒸，灯心汤下；伤风伤寒，
姜汤下；痰涎壅塞，姜汁竹沥汤下；食积肚痛，山楂麦

芽汤下；痢疾泄泻，姜汁冲开水下。

花蕊石散

治一切金刃箭镞伤，及打扑伤损，狗咬至死者，急以后药掺伤处。其血化为黄水，再掺便活，更不疼痛。如内损血入脏腑，煎童便入酒少许，热调后药一钱，服之立效。牲畜抵伤，肠出不损者，急纳入用桑皮线缝之，掺药血止立活。妇人产后败血不尽血晕，恶血奔心，胎死腹中，胎衣不下至死，但心头温暖者，急以童便调服一钱，取下恶物如猪肝，终身不患血风血气。若膈上有血化为黄水，即时吐出，或随小便出甚效。

硫黄四两　蕊石一两

并为末，拌匀，用瓦罐盛之，泥封口焙干，安西方砖上，砖上书八卦五行字。用炭十六两簇匝，从巳午时自下生火，煅至炭消，冷定取出，为细末，磁瓶收用。

紫阳真君塞鼻丹

沉香　乳没　四味香，牙皂　荜拨　大良姜，官桂细辛各等分，巴豆　川乌　好麝香，又加雄黄　朱砂等，血竭　硇砂共裹动。丸作一粒指头大，呼吸鼻气病离床。心疼肚痛塞鼻孔，膨胀痧气不须忙。水泻痢疾时间住，牙痛见了笑一场。赤白痢下俱痊可，浑身疼痛即安康。紫阳真君无虚语，妙药传世普八方。若将一粒随身带，途中有病亦无妨。

神仙太乙膏

治一切痈疽、疮毒已成未溃者。如治发背，先以温水洗净，软绢拭干，将膏用红布摊贴。如治瘰疬，用盐汤洗净，摊贴。风赤眼，捏作小饼，贴太阳穴。腰膝疼痛，贴患处。妇人经脉不通，腹痛，贴脐口。一切疥疮，用麻油煎滚，和膏涂之。虎犬蛇蝎伤、刀斧伤，亦贴患处。

元参　白芷　当归　赤芍　肉桂　大黄　生地各一两
麻油二斤

入铜锅内，煎至黑，滤去渣，入黄丹十二两，再煎成滴水手捻软硬得中，即成膏矣。肿毒跌扑疼痛，加乳香、没药。煎油时，应加槐桃桑柳嫩枝各一两。

附制丹法：黄丹先炒紫色，倾入缸内，用滚水一桶泡之，再汲凉水满缸，用棒常搅，浸一宿，去水，再炒如前二次，研令极细，用甘草二两，薄荷、防风、红花各五钱，同煎收干尤妙。

人 龙 丸

人龙二十一条　熟地五钱,蒸透　川连六分,炒研末　莱菔子一钱五分,研末　大红枣三十枚　藕粉一两五分

上药先将人龙用真童便洗净，勿破，用阴阳瓦焙干，研末。红枣于饭锅上蒸熟，去皮核，将人龙、川连、莱菔子、藕粉共研细末，以熟地、红枣同捣烂，糊丸如梧子大。初服七丸，开水吞下，逐日加二丸，加至二十一丸止，不得再加。一料服毕，诸病自愈。按：此方

见毛达可《济世养生集》，屡用获效，诚妙方也。

截药内治门

治伤寒结胸

瓜蒌一枚，槌碎，入甘草一钱，同煎服之。

食结在胸，非大黄、芒硝、枳壳、槟榔、厚朴之类所能祛逐，必得瓜蒌始得陷之。入于脾中，尤恐其过于泄也。少加甘草以留之，且得甘草之和不至十分推荡。此变症而用变法，胜于用正也。

挛　疟

黄丹五钱，生用　白明矾三钱，生用　胡椒一钱五分，为末
麝香半分

上药各为末。临发时对太阳坐定，将好米醋调药，男左女右敷于手掌心，外加绢帕紧扎，待药力热方可行走，以出汗为度。如阴天以火炉烘脚。此药一料能治三人，年老身弱畏服药者，以此治之。

宣　木　散

专散肝木中之火，肝火既达，则诸经之火尽散。

白芍三钱　柴胡二钱　丹皮二钱　元参三钱　麦冬三钱
荆芥三钱　生地三钱　栀子三钱，炒　防风一钱　天花粉二钱
水煎服。

辟　瘟　丹

苍术为君，须加倍用。其余羌活、独活、白芷、香附、

大黄、甘松、山柰、赤箭、雄黄各等分，为细末，面糊丸如弹子大，黄丹为衣，晒干焚之，可辟时气。

截头风

治偏正头风，百药不效，一服便愈。此天下第一方也。

香白芷二两五钱，炒　川芎炒　甘草炒　川乌头半生半熟。以上各一两

上药为末，每服一钱，细茶薄荷汤调下。薄荷不得过分。

治头痛

兼治脑疼。

川芎一两　沙参一两　蔓荆子二钱　细辛五分

水二碗，煎八分，加黄酒半碗调匀。

早晨服之。一剂之后永不复发。

鹤顶丹

治痰气结胸，不问阴阳虚实，较胜陷胸、泻心等药。

银朱五钱　明矾一两

同研，以熨斗盛火，以瓦盛药熔化，急刮下，搓丸，每服一钱，细茶入姜汁少许服之。心上隐隐有声，结胸自散，不动脏腑，不伤真气。明矾化痰，银朱破积故也。

痰火神方

牛黄　朱砂各一分　冰片五厘　麝香三厘

将虾蟆取胆，和前四味为末，碾细，将病人舌尖刺破，用药点上，其痰即时下行。

时行痰嗽

致面目浮肿，终夕不寐。

蚌粉少加青黛，用淡薤水，滴麻油数点，调服三钱。

庚生按　此即古方蛤蜊散之类。然用不得法，每易作呕，致药难下咽。不如用蛤蜊散为便。方用蛤蜊壳三四两，洗净，炭火煅焙，不可过性以烧出气味炸响为度。取出放地上，出火毒，研细收存。如遇痰火喘嗽之症，取一两分为三服，少吃晚饭，先用稀面和调，捏成丸，如黄豆大。用开水将丸两三口吞下，旋丸旋吞，不可放干药。才下咽痰即下行，此神方也。

保 灵 丹

治虫蛊诸毒，并解一切药毒。

大山豆根五钱　雄黄一两　朱砂一两，研细　黄药子　黄丹　麝香　斑蝥去头足，各二钱五分　糯米半升，炒黄　川巴豆肥者取肉不去油，二钱五分　续随子生杵研末，二钱五分　赤蜈蚣二条，一生一炙

上药入乳钵研细末，和匀，端午重阳腊日修合，宜避妇人及鸡犬。用糯米汤和丸如龙眼核大，阴干，磁瓶收贮。每一丸，细茶吞服，不得嚼破，须臾毒物即下。药丸凝血并下，以水洗净，仍可用，每丸可救三人。

交 感 丹

治一切名利失意，抑郁烦恼，七情所伤，不思饮食，面黄形羸，胸膈诸症，极有神效。

香附二斤，用瓦器炒令黄色，取净末一斤　茯神去皮，四两

上为细末，蜜丸如弹子大。每服一丸，空心细嚼，白滚汤或降气汤下。

附：降气汤方　香附五钱，如前法制，加茯神二两，炙甘草一两五钱，为末，点沸汤服前药。

庚生按　此方《医书汇参》中有之，香附用一斤，以长流水浸三日，擦去毛，以姜汁、童便、陈酒、米醋，四物各炒一次，焙干，加茯神四两，研细末和匀，蜜丸如弹子大。香附不可近铁器，以上两药分量既配，制法亦佳，较胜于前方也。

治 尸 厥

凡见鬼者兼治之。

苍术三两，切片

水六碗煎成三碗，灌之，吐后即愈。

独 步 散

治心脾气痛，凡人胸膛软处痛者，由于气与寒结，或致终身子母相传。俗名心气痛，其实非也。乃胃脘有滞，以此治之立愈。

香附米醋浸，略炒为末　高良姜酒洗七次，略炒

俱各封收。因寒者，姜二钱，附一钱；因气者，附二钱，姜一钱；因气与寒者，各等分和匀，熟米汤入姜

汁一匙，盐一捻，调服立止。不过七八次，可除根矣。

膈气暂开关方

荔枝_{一个，去核}　将蜒蚰一条，放在荔枝肉内，加冰片_{三四厘}，掺在蜒蚰上，即将荔枝肉裹好，仍放在壳内扎紧，令病人含在口内。有冷涎水渗出，可徐徐咽下，俟一时许蜒蚰已化，无水渗出，令病人连壳吐出。只服一次可以立进饮食，但不可令病人知之，恐其嫌秽，不肯下咽也。

庚生按　膈症乃情志之病，治疗甚难。予尝以启膈散治愈数人，因录方于下。

北沙参　南沙参_{各三钱}　川贝母_{二钱}　茯苓_{一钱五分}　砂仁壳　广郁金_{各五分}　荷叶蒂_{二枚}　杵头糠_{一钱}

水煎频服甚效。或加丹参_{一钱五分}，亦可。

又方：用陈年竹蒸架劈炙为末，加金针菜十条，煎服，治酒膈尤验。

又方：初生小鼠，新瓦上焙干，为末，陈酒冲服，立效。

起 废 神 丹

治痿症久不效，服之。

麦冬_{半斤}　熟地_{一斤}　元参_{七两}　五味子_{一两}

水二十碗，煎成六碗。早晨服三碗，下午服二碗，夜半服一碗。一连二日必能起坐。后改用熟地_{八两}，元参_{三两}，五味子_{三钱}，山茱萸_{四钱}，牛膝_{一两}。水十碗，煎二碗。早晨服一碗，晚服一碗。十日即能行步，一月之后，平复如旧矣。

坎 离 丸

此药取天一生水，地二生火之意。药虽轻而功用极大，久服必可取效。最能生精益血，升水降火，治虚损尤验。

全当归用好酒浸洗三日，晒干锉碎　川芎拣极大者，用水洗净，锉碎　白芍温水洗净，锉碎，用好酒浸一日，晒干炒赤。以上各四两　熟地黄八两，淮庆者佳。四两用砂仁、四两用白茯苓，同入绢袋，用好酒二壶煮干，只用地黄　厚黄柏去皮，八两。二两盐水浸，二两酒浸，二两人乳浸，二两蜜浸，俱晒干炒赤　知母去毛，四两，制与黄柏同

上六味和匀，平铺三四分厚，夜露日晒三日夜，以收天地日月之精华。研细末，用真冬蜜一斤八两，加水半碗，共炼至滴水成珠。再加水一碗，煎一滚，和前药丸桐子大。每服八九十丸，空心盐汤下，冬用温酒下。

元 德 膏

治闻雷即昏晕不省人事，此气怯也。

人参　当归　麦冬各二两　五味子五钱

用水一斗，煎至二升，合熬成膏。每服三匙，白滚汤调服。尽一斤，闻雷自若。

解 恶 仙 丹

治中恶中痰。

人参三钱　茯苓五钱　天南星三钱　附子一钱

虚损人加人参，水煎服即苏。按：中恶中痰有宜用苏合丸、牛黄清心丸等药者，此方即忌用。

治老人不寐

六味地黄丸一料，加麦冬四两，炒枣仁五两，黄连三钱，肉桂五钱，当归三两，白芍五两，甘菊花三两，白芥子二两。各为末，蜜丸。每日饭前用白滚水送服五钱。老年人服至百岁，精力愈健。

安 寐 丹

治怔忡不寐等症。

人参三钱　丹参二钱　麦冬三钱　甘草一钱　茯神三钱
生枣仁五钱　熟枣仁五钱　菖蒲一钱　当归三钱　五味子一钱
水煎服。

泻火圣神汤

治各经之火。

栀子三钱　白芍五钱　甘草一钱　丹皮三钱　元参三钱

水煎服。心火加黄连一钱，肺火加黄芩一钱，胃火加石膏三钱，肾火加知母一钱、黄柏一钱，大肠火加地榆一钱，小肠火加天冬、麦冬各三钱，膀胱火加泽泻 三钱。

鬼 毒 风 气

独头蒜一枚，和雄黄、杏仁，研为丸，空心吞服三丸，静坐少时即愈。

灵宝化积膏

治积滞。

巴豆仁　蓖麻仁各一百粒　五灵脂四两　阿魏醋煮化　当归各一两　两头尖　穿山甲　乳香去油　没药去油,各五钱　麝香三分　松香一斤半　芝麻油五两除乳香、没药、麝香、松香、阿魏之外，余药俱切片浸油内三日，用砂锅煎药至焦黑色，去滓，入松香煎一饭时，再入乳香、没药、麝香、阿魏。然后取起入水中抽洗，以金黄色为度。煎时以桃柳枝用手搅匀，勿令枯，用狗皮摊贴患处，每日以热袜底熨令药气深入为妙。

庚生按 两头尖并非雄鼠粪，别有是药，非草非木，形类鼠矢而稍大，味辛微苦，出关东等处。或云是虫食树滋所化，或云草木所结之子。近时药肆固不知此物，而医家亦鲜不以为雄鼠粪矣。

烧 针 丸

此药清镇，专主吐逆。

黄丹不拘多少，研细，加去皮小红枣肉，捣和丸，如芡实大。每用针签于灯上烧烟，令病人闭户嗅之，再用人乳汁吞服一丸。

蚕 奁 散

治山野人好啮虱，腹中生长遂成虱癥，久则不治。用败梳败篦各一枚，各破作二分，以一分烧灰，以一分用水五升煮成一升，调服即下。

截 癫

治失心癫狂，其效如神。

真郁金七两　明矾三两

为末，和丸，如梧子大。每服五十丸，白滚汤下。

有妇人癫狂十年，有人授此方，初服心胸有物脱去，神气洒然，再服而苏。此惊忧痰血，络聚心窍所致。郁金入心去恶血，明矾化顽痰故也。

回癫汤

治羊癫症，忽然卧倒，作羊马之声，口中吐痰如涌，痰迷心窍，因寒而成，感寒则发也。一剂即愈，永不再发。

人参三钱　白术一两　茯神五钱　山药三钱　薏仁五钱　肉桂一钱　附子一钱　半夏三钱　水煎服。

此症得之小儿之时居多，内伤脾胃，外感风寒，结在胸膈之中，所以遇风寒便发。今纯用补正之药，不尽祛痰，转能去其病根也。若作风痰治之，虽亦奏效，终不能一剂而不再发。

收呆至神汤

呆病，郁抑不舒，愤怒而成者有之，羞恚而成者有之。

人参一两　柴胡一两　当归一两　白芍四两　半夏一两　甘草五钱　生枣仁一两　天南星五钱　附子一钱　菖蒲一两　神曲五钱　茯苓三两　郁金五钱

水十碗，煎成一碗，灌之。彼不肯饮，以一人执其头发，两人握其左右手，以一人托住下颏，一人将羊角去尖插入其口，将药倾入羊角内灌之。倘或吐出，不妨再灌，以灌完为妙。彼必詈骂，少顷惫困欲睡，听其自醒，万万不可惊动。务令自醒则全愈，惊醒则半愈矣。

逐呆仙方

呆病如痴,默默不言,悠悠如失意,欲癫而不能,心欲狂而不敢。有时睡数日不醒,有时坐数日不眠,有时将己身衣服密密缝完,有时将他人物件深深藏掩。与人言则无语而神游,背人言则低声而泣诉。与之食则厌薄而不吞,不与食则吞炭而若快。此等症皆由痰气结成。若以寻常,二陈汤治之,岂能获效耶。

人参一两　白术二两　茯神三两　半夏五钱　白芥子一两　附子三钱　白薇三钱　菟丝子一两　丹砂三钱,研末

先将各药煎汤,调入丹砂末。先令服半碗,彼不肯服以炭给之,必欣然服矣。又给之,又服半碗,然后听其自便。彼必倦怠欲卧矣。乘其睡熟,将其衣服、被褥尽行火化,单留身上所服之衣。另用新被盖之,切不可惊醒。此一睡有至数日者,醒来必觅衣而衣无,觅被而被无,彼必大哭。然后又与前药一剂,必不肯服,即给之以炭,亦不肯矣。不妨以鞭责之,动其怒气。用有力之人,将药执而灌之,彼必大怒,既而又睡去矣。此时必须预备新鲜衣服、被褥等项,俟其半日即醒,心中恍然如悟,必又大哭,而病全愈矣。

启迷奇效汤

治癫痫经年不愈者。

人参一两　南星三钱　鬼箭三钱　半夏二钱　附子一钱　肉桂一钱　柴胡三钱　白芍三钱　菖蒲二钱　丹砂末二钱

先将前药煎二碗,分作二服,将丹砂一半调入药

中，与病人服之。彼不肯服，即以炭绐之，彼必欣然服
矣。如索炭，不妨与之。第二服亦如前法，则彼不若前
之欣然矣，令人急灌之。不听不妨，打骂以动其怒，气
怒则肝木火起，反能去痰矣。

启 迷 丹

治发厥口不能言，眼闭手撒，喉中作酣声，痰气甚
盛。有一日即死者，有二三日而死者，因素有痰气而发
也。

生半夏五钱　菖蒲二钱　菟丝子一两　甘草三分　茯神三
钱　皂荚一钱　人参五钱　生姜一钱

煎服。

起 痿 神 方

元参一两　熟地三两　麦冬四两　山茱萸一两　沙参三两
五味子五钱

煎服。

摩 腰 丹

治寒湿腰痛。

附子尖　乌头尖　南星　朱砂　干姜各一钱　雄黄
樟脑　丁香　麝香各五分

上为末，蜜丸如龙眼大。每次一丸，用姜汁化开，
如厚粥，烘热置掌中，摩腰上令尽。黏著肉烘，绵布缚
定，腰热如火方妙。间三日用一丸，或加茱萸、肉桂，
更效。

贴 腰 膏

治腰痛。

生姜一斤，捣汁四两，水胶一两，同煎成膏，厚纸摊贴腰眼甚效。

威 喜 丸

治男子阳虚精气不足，小便白浊，余淋常流，梦寐多惊，频频遗泄。妇人白浊、白带等症。

黄蜡四两　白茯苓四两。去皮，切块，用猪苓二两，于器内同煮二十余沸，取出日晒，将猪苓拣出不用

以茯苓末溶黄蜡丸弹子大，每服一丸，空心细嚼，津液咽下，以小便清为度。忌米醋等物，尤忌怒气、劳力并色欲等事。

截 臌

治水臌、气臌。

活黑鱼一尾重七八两，去鳞甲，将肚破开去肠，入好黑矾五分，松萝茶三钱，男子用蒜八瓣，女七瓣，共入鱼腹内，盛磁器中蒸熟。令病人吃鱼，能连茶蒜吃更妙。药从头上吃起，病从头上消起，从尾吃起即从脚上消起，立效。

庚生按　水臌之症，西人谓为吸液管病是也。盖饮食入胃，胃即生津，以化之。既化之后，即有众液管吸其精以生血。吸其粗以润骨，以入肾而达溺囊为溺。吸管一病，血不生，溺不行，而成胀矣。予尝推其理，以用药每于治胀药中，佐以行血通络之品，往往获效。胃

中之津西人谓之啤，先其质如乳，色白味酸。化学家核之谓有盐，强水在内，宜其化运之速也。

又武林邵氏传一单方，以治气臌水臌，神效非凡。惟修制非易好善者，预为修合济人，功德无量。

方用大西瓜一枚，阳春砂仁四两，独头蒜四十九枚。先将西瓜蒂边开一孔，用瓢挖出瓜瓤，只留沿皮无子者，将砂仁及蒜装入，仍用蒂盖好，用酒坛泥以陈酒化开，涂于瓜上令遍，约厚一寸为度。即于泥地上挖一小坑，用砖将瓜阁空，以炭火煅之，须四周均灼，约煅半日息火，待其自冷。次日打开，取出瓜炭及药研细，磁瓶贮之。每服二三钱，丝瓜络二钱，煎汤调服。忌盐一月。百发百中，洵奇方也。每煅一瓜，约用炭二十斤为准。

又方　白茅根一两，赤小豆一两，煎汁频饮，溺畅胀消。

又方　雄猪肚一枚，入蟾蜍一只。白胡椒每岁一粒，按病人年岁为度，囫囵装入肚内。砂仁二钱，同蟾蜍装入肚内。用线扎紧肚口，以黄酒煮化，去蟾药，只食肚及酒，自愈。

虫臌

小腹作痛，四肢浮胀，面色带红点，如虫蚀之象，眼下无卧蚕，有微肿之形。此是虫臌也。

雷丸三钱　当归一两　鳖甲一两，醋炙　地栗粉二两，鲜者取汁一茶瓯　神曲三钱　茯苓三钱　车前子五钱　白矾三钱
煎服。

血 臌

跌闪而血瘀不散，或忧郁而结血不行，或风邪而血蓄不达，遂至因循时日，留在腹中，致成血臌。饮食入胃不变精血，反去助邪，久则胀，胀则臌矣。

水蛭三钱。炒黑大约一两，炒黑取末用三钱　当归二两　雷丸
红花　枳实　白芍　牛漆各三钱　桃仁四十粒，去皮尖，捣碎

煎服。服后下血斗余，再服血尽，自愈。

庚生按　此方水蛭一味，太觉猛峻。且此物虽经煅研，见水复活，患臌之人，正气必虚，脏腑必弱，如果贻害，岂非大患。不若改用夜明砂为妥。蚊之吮血，不减蛭虫，夜明砂乃食蚊而化者也，《本草》称其能下死胎，则其能攻蓄血明矣。

分 水 神 丹

治水泻。

白术一两　车前子五钱

煎汤服之，立效。

疝 气 神 方

其病觉气逆上冲，如有物筑塞心脏，危殆欲死，手足必冷。服此方三四剂，即可除根。

硫黄火中熔化即投水中去毒，研细　荔枝核炒黄为末　陈皮各等分

上为末，饭丸如桐子大。每服十四丸，酒下，其痛立止。如疼甚不能支持，即减用六丸，不可多。

千金不传韦氏方

治疝气及肾大如斗，日三服病除。

八角大茴香　青皮　荔枝核各二两

炒黄色烟尽为度，置土上，以碗覆之，少时取出，研末，每服二钱，无灰酒下。清晨、午后、临睡各一服。

去铃丸

治脾胃虚弱，小肠疝气。

大茴香二两　生姜连皮，四两

同入坩器内，淹一周时，慢火炒之，入盐一两，为末，丸梧子大。每服三五十丸，空心盐酒下。

腹内龟病

诗云：人间龟病不堪言，肚里生成硬似砖，自死僵蚕白马尿，不过时刻软如绵。

返魂丹

治五色诸痢。

零陵香草去根，以盐酒浸半月，炒干，每两入广木香一钱五分为末。里急腹痛者，用冷水服一钱五分，俟大泻四次，用热米汤服一钱五分。忌食生冷。

铁刷丸

治一切痢下，初起服之，如神。

百草霜三钱　金墨一钱　半夏七分　巴豆煮十四粒，研匀黄蜡三钱

同香油化开，和成丸剂。量大小每服三五丸，或四

五十丸，姜汤下。<small>按：此方热症忌用。</small>

截 泻 丸

治一切久泻，诸药无效，服此自愈。

黄丹<small>飞过</small>　枯矾　黄蜡<small>各一两</small>　石榴皮<small>八钱炒</small>

将蜡熔化小铜杓内，再以丹、矾等三味研细末投入，乘热为丸如绿豆大，空心服五丸。红痢清茶下，白痢姜汤下。

宁和堂暖脐膏

治水泻白痢神效。孕妇忌贴。

香油<small>一斤，或用麻油</small>　生姜<small>一斤，切片</small>　黄丹<small>飞过半斤，熬膏摊布</small><small>贴脐上</small>　或用红药丸。

附红药丸方：

硫黄<small>三钱</small>　母丁香<small>一钱</small>　麝香<small>三分</small>

加独蒜数枚捣如泥，再入前三味，研匀，和丸如桐子大，以飞过朱砂为衣。

又方：母丁香<small>四粒</small>　土木鳖<small>一个</small>　麝香<small>一分</small>

研末唾津，为丸如芡实大，纳脐中，外用膏药贴之。治小儿痢尤验。

庚生按　此方治夏秋霍乱转筋，及一切受寒腹痛极效。予尝以红药丸方加肉桂一钱为散，每用二三分置脐眼上，用寻常膏药盖之。其症之重者，更以艾火安于膏药面上炷之，或以热茶壶熨之，神效非常。

截 水 肿

遍身浮肿，以手按之仍起者。

葶苈四两炒，为末，以红枣肉为丸如梧子大。每服十五丸，桑皮汤下，日三服。试之立验。或用西瓜烧灰为散，服之亦效。

截　黄

治脾积黄肿。

青矾四两，煅成赤珠子　　当归四两，酒醇浸七日，焙　　百草霜三两，为末以浸药酒

打糊丸如梧子大，每服五丸至七丸，温汤下。一月后，黄去病愈。此方已祖传七世矣。

截　痢

木鳖仁六个，研泥分作二分　　面烧饼一个，切作两半

只用半饼作一窍，纳药在内，乘热覆在病人脐上，一时再换半个热饼，其痢即止，遂思饮食。

加味绿矾丸

治大小男妇黄疸病。

皂矾八两，用面一斤和作饼，入皂矾在内，火煨以焦为度　　苍术　厚朴姜汁炒　　陈皮　甘草各八两　川椒十两，去目炒

上为末，用红枣三斤煮熟，去皮核，胡桃三斤，去壳，同捣烂和药丸桐子大，每服七八十丸，用温酒吞服。初服时觉药味甘美，服至病将愈，便觉药臭矣。大率药四两，可治一人。

贴目取翳

鹅不食草捣汁熬膏一两，炉甘石三钱，火煅，童便淬三次，旧白瓷器末一钱五分，熊胆二钱，硇砂少许，

为极细末，熔成膏，点翳上，越宿取下，用黄连黄柏煎汤洗净。如仍有翳，再点一次。

治泪眼

鲫鱼胆七个，人乳一盏，和匀，饭锅上蒸一二次，点眼其泪自收。

仿西洋眼药

猪胆取汁，用东丹拌匀，加冰片、青黛各少许，搓成条子，治之。

二百味花草膏

治目疾、面上赤色，两眼流泪，或痛或痒，昼不能视物，夜不能见证，名为烂弦风。

羧羊胆去其中脂而满填好蜜，拌匀蒸之，候干，即入瓶细研为膏，点之。以蜂采百花、羊食百草故名。

截　障

治眼中胬肉。

蛇蜕一条，约三钱，炒黄色不可焦黑　绿豆三合，炒　砂糖一碗

共煎七分，服之立愈。病二三年者，两眼亦愈。

庚生按　蛇蜕须用麻油炒，并择乌梢及菜花蛇为佳，每条约重三钱最妙。须慎择，洗净，余恐有毒。予尝以二三眠蚕蜕治障翳极效，胜用蛇蜕也。

开　聋

小蝎四十九个　生姜如蝎大四十九片

同炒以姜干为度，研末，温酒冲服。过一二时辰，再进一服，至醉不妨，次日耳中如闻笙簧即愈。肾虚者

二服亦愈。

庚生按　此方用蝎至四十九枚，过于猛峻，切宜慎用。

耳聋开窍奇方

活鲫鱼一尾，不拘大小，劈取脑髓，在饭锅上蒸出油，用茶匙挑，滴入耳内，数次自然开窍。后服补剂，以收全功。

附补药方：

破故纸　黑芝麻　童便各一斤　火酒二斤

上药四味，同煮干，取出晒燥。再将黑芝麻，以老米醋打糊为丸，如绿豆大，每服二钱。用杜仲三钱去丝炒，知母一钱五分，煎汤吞服。

庚生按　此方用鱼一尾，取脑蒸油，子屡试不得其法。既不破开，亦不能出油，或别有制法，即俟考。

通 耳 神 丹

鼠胆一枚　龙齿一分　冰片一分　麝香一分　朱砂一分
乳香半分　樟脑半分

上药各研细末，用人乳为丸如桐子大。外用丝绵裹之，塞耳深处，至不可受而止。塞三日取出，耳聪永不再聋。

庚生按　鼠胆别本用鼠脑，较胜。盖鼠胆最小，极不易得，不如用脑为良。

喉 风 闭 塞

腊月初一取猪胆，不拘大小五六枚，用黄连、青黛、薄荷、僵蚕、白矾、朴硝各五钱，装入胆内，用青纸包好，掘地，方深各一尺，悬胆在内，用物遮盖，不见风日，候至立春日取出。待风吹去胆皮青纸，研细末，用瓶收贮，每吹少许，神验。

庚生按　喉症不一，为害最速。予每以异功丹治之，无不立效，真神方也。

附异功丹方：斑蝥去翅足四钱，糯米炒黄，血竭、没药、乳香、全蝎、元参各六分，麝香、冰片各三分，共研细末，磁瓶收贮，弗令泄气。用时以寻常膏药一张，取药末如黄豆大，贴喉外紧对痛处，阅二三时，揭去，即起泡，用银针挑出黄水。如黑色或深黄色，再用膏药及药末贴于泡之左右，仍照前挑，看以出淡黄水为度。不论喉蛾、喉风、喉闭，一切均可用，惟孕妇忌之。此乾隆丁未乩方也。

吹　喉　药

治急缠喉风、乳蛾、喉痹。

白矾三钱　巴豆五粒，去壳

用铁杓将矾化开，投豆在内，俟矾干取出巴豆，将矾收贮，遇喉痛者，以芦管吹之。此方神验异常，不可忽视。

黑　龙　膏

治九种：喉痹，急喉痹，缠喉风，结喉烂，遁虫，虫蝶，重舌，木舌，飞丝入口。

大皂角四十梃，切碎，用水三斗浸一夜，煎至一斗

半。入人参末五钱，甘草末一两，煎至五升，去渣。入
无灰酒一升，釜煤二匕，煎如饧，入瓶封，埋地中一
夜。每温汤送服一匙，或扫入喉内，以恶涎吐尽为度。
后含甘草片少许。

冰 梅 丸

治喉痹十八种俱效。

天南星_{鲜者二十五个，切片}　半夏_{五十个，鲜者佳，切碎}　皂角
_{去弦净，四两}　白矾　白盐　防风　朴硝_{各四两}　桔梗_{二两}

拣七分熟梅子一百个，先将硝盐水浸一周时。然后
将各药碾碎，入水拌匀。再将梅子置水中，其水须透过
梅子三指，浸七日，取出晒干。又入水中浸透晒干，以
药水干为度。将梅子收入瓷器，密封之，有霜衣起愈
妙。用时以白绵裹噙口内，令津液徐徐咽下，痰出立
愈。一梅可治三人，不可轻弃。此方极有验，屡试屡
效。

中 分 散

治惊风定搐。

螳螂_{一个}　蜥蜴_{一条}　赤足蜈蚣_{一条}

各中分之，随左右，研末，男左女右，以一匙吹鼻
内搐之，右即右定，左即左定。

仙传急风散

治中风中痰，服之立效。

生石膏_{十两}　辰砂_{五钱}

上药共研细末，和匀。大人每服三钱，小儿一岁至

三岁一钱，四岁至七岁一钱五分，八岁至十二岁二钱，十三岁至十六岁二钱五分。用生蜜汤调服，亦屡试屡验者。

庚生按　此方见于《鸡鸣录》，治痰热痉厥。即急惊风。如治大人痰厥、类中，则须每服三五钱，亦用生蜜调服，无不验者。

神 穴 丹

治惊风痫疬。

煅紫色蛇黄四两　猪屎二两，以泥固煅过　铁粉一两　朱砂五钱　麝香一钱

共为末，糯米粉糊丸如芡实大。漆盘晒干，细看每丸有一小孔，故名神穴。每服一丸，薄荷酒冲服，立苏。如疬热，冷水调服。

陈氏神效小红丸

治小儿一切咳嗽，惊痫发搐，发热齁喘，痰涎上壅，痰厥猝倒等症。

全蝎一两，去刺洗净炒　南星一两　朱砂四钱五分　珠子一钱　巴豆霜去油净炒，二钱五分

上为细末，糯米糊为丸，如菜子大。周岁者，每服五十丸，二周者百丸。看小儿大小壮实，用灯心煎汤送服。此吴中陈氏治急惊风秘方也。

稀 痘 丹

赤豆　黑豆　粉草各一两

上为细末，用竹筒刮去皮，两头留节，一头凿一

孔，以药末入筒内，用杉木砧塞紧，黄蜡封固，外以小绳系之，投入腊月厕中，满一月即取出，洗净风干，每一两配腊月梅花片三钱，和匀。若得雪中梅花落地者，不著人手以针刺取者更妙。儿大者用一钱，小者五分，俱以霜后丝瓜藤上小丝瓜煎汤，空心调服。汤宜多饮，忌荤腥，十二日解出黑粪为验。一次可稀，三次不出，每年服一次。

梅 花 丸

治小儿痘疹，此药实能起死回生。

腊月取梅花不计多少，阴干。有一两，外用当归一钱五分，茯苓一钱，升麻五分，竹茹八分，甘草三分，用水盅半，煎八分，温热时将梅花拌，浸一日取出，晒干研末。如男孩病用雄鸡一只，吊起左足，良久将竹铃入鸡喉内，取血调梅花末，为丸如绿豆大，滚水吞服二丸，即刻见功。如女孩病用老雌鸡，吊右足，取血，照前吞服。此方制好，晒干，以磁器收贮听用，万无一失。虽十分危险，但略有微气，用滚水送下立愈。只不宜多服耳。

换 痘 丹

凡痘密如蚕种，周身皮毛一片者，服此方，其毒便解，能另发一层好痘，可以起死回生。

犀角一两　梅蕊一两　丝瓜灰一两　雄黄一钱　朱砂二钱
滑石一钱　麝香三分

上为末，用麻黄膏丸如芡实大。每服一丸，酒浆化下。

钉 胎 丸

治频惯堕胎，每三四月即堕者，于受孕两月后服之。

杜仲八两，糯米煎汤浸透炒去丝，续断二两，酒浸焙干为末，以山药五六两，为末，作糊丸如梧子大。每服五十丸，空心米饮下。

治 伤 寒

糯米粽无束者，和滑石末砸成锭，曝干烧炭，浸酒去炭，热饮之。七日内者，即汗；七日外者，次日汗。

千金硝石丸

止可磨块，不令困人，须量虚实。

硝石六两　大黄八两　人参　甘草各三钱

上为细末，以三年陈苦酒三升置器中，以竹片作准，每酒一升作一刻，先入大黄不住手搅，使微沸。尽一刻，乃下余药。又尽一刻，微火熬便可丸桐子大，每服三十丸。服后下如鸡肝、米泔赤黑色等物。即愈。下后忌风并生冷，宜用稀粥调理。

珍珠滚痰丸

治小儿痰塞心胸，服之立效。

半夏五十粒，巴豆三十粒，去壳。同半夏煮，待半夏熟烂，取出巴豆，只用半夏，烘干为细末，米糊为丸如菜子大，朱砂为衣，晒干，用萝卜汁吞服七丸，大人倍之。

庚生按　此方治痰极有效。癫痫、痰厥及喉闭之属，有痰者均可用。

三阴久疟立止神方

常山苗_{六钱}　乌梅_{三钱}　陈皮　槟榔　制首乌　酒炒归身_{各二钱}　法半夏　川桂枝_{各一钱}　丁香_{十粒}　生姜_{二片}　红枣_{五枚}

上药在临发前两时辰煎服。或吐或泻，其病自愈。倘一剂未能全愈，再服一剂，无不立止，真神方也。

庚生按　疟疾缠绵，往往致败。古方每用草果、常山以取速效，殊非善法。上元张立侯口传一方：用常山二三两为末，鸭蛋七枚，同药末入砂锅煮极热，病发时取蛋握于手中，冷即更换。仍将握过之蛋再煮再握，俟疟止方住。下次发时，照前煮握，二三次后即可止矣。不伤元气，大可用也。

又方：常山一两，黑豆一合，同煮，检去常山，专食豆亦效。

又方：旱莲草捶碎，男左女右置手寸口上，以钱压之，用带扎定，良久起一小泡，谓之天灸，其疟亦止。

卷　二

截药外治门

散毒仙丹

治疮疡。

银花　生甘草　当归　蒲公英各一两　黄芩一钱　乳香一钱

上乳香研末，先将银花等五味用水五碗煎成一碗，将乳香末调服，神效。

消毒散

治痈疽疖毒及初生多骨疽。

大黄一两　芙蓉叶一两，晒干为末　麝香　冰片各三分　五倍子一两　藤黄三钱　生矾三钱

上药为末，米醋调成如厚糊，涂于多骨疽之四周，中留一穴如豆大，以醋用鹅翎不时扫之，一日夜即内消。若不扫之，虽涂亦无益。其余痈疖亦以此药敷之，极神效。

庚生按　多骨疽属阴者多，初起往往不疼不痛，此方只宜于痈疖等阳毒，但不可施之阴症，似于多骨疽不

甚相宜。

阴 阳 黄

治发背、痈疽、疔疮、恶疖一切无名恶疮肿毒，焮热疼痛，初起未溃者。

锦纹大黄_{不拘多少，一半火煨熟，一半生用}　甘草节_{等分}

上药为细末，每服一匙，空心温酒调服，以疏利为度。

五 毒 丹

此方创于疡医公孙知，点一切痈疽，无不神效。

丹砂_{养血益心}　雄黄_{长肉补脾}　矾石_{理脂膏助肺}　磁石_{通骨液壮肾}　石胆_{治筋滋肝}

上药各等分，入阳城罐，盐泥固济，升炼，取飞霜用。

发 背 膏 药

此方甚奇，以千金得之，用无不效。

滴乳香_{四两，箸包烧红用砖压出油}　净没药_{四两，照前式去油}　鲜油血竭_{四两}　白色儿茶_{四两}　上好银朱_{四两}　杭州定粉_{四两}　上好黄丹_{四两}　上铜绿_{三钱}

上药各另碾至无声为度，筛极细末，拌匀，临时照所患大小，用夹连泗油纸一块，以针多刺小孔，每张用药末五钱，以真麻油调摊纸上。再用油纸一块盖上，周围用线缝好，贴患处，用软绢扎紧，自然止痛，化腐生新。过三日将膏揭开，浓煎葱汤，将患处洗净，软绢拭干。再将膏药翻过，用针照前多刺小孔贴之。因药品甚贵，取其可得两面之药力也。无火之人内服十全大补汤，有火之人减肉桂、姜、枣，按日煎服，兼以饮食滋补，无不取效。至重者用膏二张，百无一失。

庚生按　此方破溃后用之最效。若未溃、未出大脓，非所宜也。

大 黑 虎 膏

痈疽发背，跌扑损伤，折骨疔疮，皆可治之。

白芷　大黄　黄连　白及　白蔹　黄芩　木鳖　黄柏　羌活　独活　金毛狗脊　杏仁　当归　芍药　川芎　肉苁蓉　生地　前胡　肉桂　柴胡　荆芥穗　黄芪　连翘　防风　蓖麻子　乳香　没药血竭以上各一两　樟脑　血余各四两　香油三斤　飞丹一斤　麝香五钱　槐柳枝各二两

上乳香等细药另研听用，余药入油熬黑枯色，滤去渣再熬，以滴水不散为度。入飞丹以槐枝不住手搅之，入水和软，不断不黏即住火。入乳香、没药、血竭三味，次入樟脑、麝香，搅匀收用摊贴。

按　蔡月笙家有紫玉膏方，治一切疑难外症，无名肿毒。未破者即可渐消，已破者拔毒收功。用白及、白蔹、商陆、当归、独活、羌活、赤芍、蓖麻子、马前子、大黄各一两，血余一大团须用男子发，浸入麻油二斤，文武火熬至药枯焦为度。用细绢将药渣漉出，再将油入锅内熬至一斤，入黄丹细末半斤收用。此方价廉而神效，附录以备采用。有心济世者，宜随时照方法制，以备缓急，费不多而获效最溥也。

一 笔 消

雄黄二两　麝香三钱　藤黄一两　人中白五钱　朱砂二钱
蟾酥一两　白及二钱　生白蔹二钱

上药共研末，用广胶三钱，烊化，和药末为锭，用时磨药，以醋水涂之。

移 毒 丹

凡毒在紧要处，移在他处，庶不伤命。

地龙装在经霜丝瓜内煅枯焦，连瓜为末，每三钱加　麝香二分　乳
香　没药各五分　雄黄一钱　蟾酥一分　黄蜡一两

上药共为末，蜡丸，每服三分。上部要处，用甘草、桂枝、麻黄煎酒下，即移在左手。如在背上，用羌活、防风、生姜汤下，即移在臂上。如下部，用木瓜、牛膝、灵仙、陈皮、独活、生姜汤下，即移在足下。极为神效。

大 提 药 方

治对口发背，恶疽初起，围敷四五日即消。

雄黄　藤黄　当门子各一钱　朱砂三分　蓖麻子肉三钱
红升药一钱五分

先将蓖麻子研如泥，后和各药研烂，用瓶罐封贮，弗令泄气。

黄 提 药 方

治一切恶毒未成者，即消已成者，亦能化腐，治疗毒更妙。

郁香　雄黄各二钱　牛黄　蟾酥　硇砂　麝香　冰片

各五分　巴豆肉八钱　蓖麻子肉五钱

上药共研末，捣匀，放膏药上，少许贴之。

白　灵　药

芦甘石一两　黄连一钱　黄柏　黄芩各二钱

上药将黄连、黄柏、黄芩浸汁，将甘石放倾银罐内
烧红，投以药汁，分作九次收干，以甘石烧酥为度。晒
干研细末，加冰片五分。治口碎、点眼甚妙。加珍珠少
许，治下疳亦验，可生肌长肉。凡有热毒，配三白升
药，人乳调敷，立愈。

红　升　丹

亦名五灵升药。

水银　白矾各五钱　朱砂　雄黄各二钱五分　火硝八钱

上照升药法升之。凡一切无名肿毒，如溃久内败，
四边紫色黑色，将药用水调稀，以鸡毛扫点，肉色立刻
红活，死肉即脱去，再上生肌散，即可收功。凡通肠痔
漏等症，将此药以纸卷成条，插管内七日，其管即随药
条脱去。

庚生按　此法即外科一条枪法，不可乱用。近时疡
医每见疮疡不收口，动辄指为有管，遂用插药烂化，一
而再，再而三，愈拔管，愈不收功。因而成为痼疾者有
之，因而用刀开割用线扎破者有之。不知脓出之路即名
为管，管者非真有是物也。予手治外疡不少，从未知拔
管割管之事，而生肌长肉，奏效如常用，特志此以破世
医之惑。至升丹为外科要药，不能不用。然总宜陈至五

七年者方可用，且须少用为妙。如系背疮及胸腹诸处疮
之溃大者更须慎用。往往有疮未愈，而升药热毒攻入腹
内，以致口干喉破者，人多不知也。

白 降 丹

一名夏冰对配丹。

水银　火硝　白矾　皂矾　炒白盐各九钱

上药共研细，至不见水银星为度。盛于新大倾银罐
内，以微火熔化。火急则水银上升，防其走炉，须用烰
炭为妙。熬至罐内无白烟起，再以竹木枝拨之，无药屑
拨起为度，则药吸于罐底，谓之结胎。胎成，用大木盆
一个盛水，水盆内置净铁火盆一个。木盆内水须及铁盆
之半，然后将前结成之胎，连罐覆于铁盆内，外以盐水
和黄土将罐口封固，勿令出气，出气亦即走炉。再用净
灰铺于铁盆内，灰及罐腰，将灰平铺，不可摇动药罐，
封口碰伤，亦要走炉。铺灰毕，取烧红栗炭攒围罐底，
用扇微扇，炼一炷香，谓之文火。再略重扇炼一炷香，
谓之武火。炭随少随添，勿令间断而见罐底，再炼一炷
香，即退火。待次日盆灰冷定，用帚扫去，盆灰并将封
口之土去尽，开看铁盆内所有白霜即谓之丹，将磁瓶收
贮待用，愈陈愈妙。其罐内原胎研掺癣疮，神效之至。
若恐胎结不老，罐覆盆内，一遇火炼，胎落铁盆，便无
丹降，亦谓之走炉。法用铁丝作一三脚小架，顶炉内撑
住丹胎，最为稳妥。此丹如遇痈疽发背疔毒一切恶疮，
用一厘许，以口津调点毒顶上，再以膏药盖之，次日毒

根尽拔，于毒顶上结成黑肉一块，三四日即脱落，再用升药数次即收功。

此丹用蒸粉糕以水少润，共和极匀，为细末，搓成条子，晒干收贮。凡毒成管者，即约量管之深浅，将药条插入，上贴膏药，次日挤脓。如此一二次，其管即化为脓。管尽，再上升药数次，即收功矣。此丹比升丹功速十倍，但性最烈，点毒甚痛，法用生半夏对搀，再加冰片少许，能令肉麻不痛。

庚生按　降丹乃治顽疮、恶毒、死肌之物，万万不可多用乱用，务宜慎之。

五 宝 霜

治痈疽、杨梅疮等症。

水银一两　朱砂　雄黄各二钱五分　白矾　绿矾各二两五钱

上药研匀，用瓶罐装盛，上盖灯盏，盐泥固济，文武火炼升，罐口扫收。每用三钱，入乳香、没药各五分，洒太乙膏上贴之。

庚生按　此方最为神验。

四 金 刚

治无名肿毒。

当归八钱　黄芪五钱　粉甘草二钱　金银花一两

用水一碗，陈酒一碗合煎，空心服。

五虎下西川

治无名肿毒、痈疽发背等症，三日即愈。

穿山甲炙研　黄芪　白芷　当归　生地各三钱

用黄酒三碗，或酒水各半，煎一碗，服之。在头面者，加川芎五钱；在身上者，加杜仲五钱；在两腿者，加牛膝五钱；在肢臂手足者，加桂枝五钱。

离宫锭

治无名肿毒。

蟾酥　血竭　胆矾　朱砂各三钱　京墨一两　麝香一钱五分

上药各研末，和匀入糊，搓成锭，晒干，用清茶研敷。

坎宫锭

治一切赤热肿痛，并痔漏诸毒。

京墨　熊胆　胡连　儿茶　牛黄各三钱　冰片一钱　麝香五钱

上药各研末，用猪胆汁加生姜、大黄水浸取汁，酽醋各少许，相对和药为锭，用时以冷水磨浓，用笔涂之，立愈。

铁井阑

治痈疽肿毒。

重阳取芙蓉叶研末，端午前取苍耳，烧存性研末，等分，蜜水调涂四围，其毒自不走散。

代刀膏

桑木灰七钱　矿子灰五钱　荞麦秸灰一两　茄科灰一两

放锅内用水五碗，滚十数次，用布袋滤去渣，用铁杓熬成一小杯，存用。如肿毒有脓不得破头，将此药在所患顶上画一十字，即出脓。诸般大疮有疔角腐肉不脱者，用此药水洗之。如点面上黑痣、雀斑，尤神效。

庚生按　用此破头虽效，然往往内溃太甚，沿烂好肉，不若待其脓足时，以刀针穿破为妙。至用此方，洗腐肉，痛不可当，切弗轻用。

生　肌　散

一名海龙粉。

龙骨　血竭　红粉霜　乳香　没药　海螵蛸　赤石脂各一分　嫩石膏二分

上药研细末，敷上极效。大凡生肌散内要配粉霜，若要去腐肉，每一两配入粉霜，或三分、五分。如治下疳等疮，每两配一二分。

开 刀 麻 药

草乌　川乌　半夏　生南星　蟾酥各一钱　番木鳖　白芷　牙皂各三分

上药共为末，临时水调，敷一饭时，开刀不疼。

庚生按　草乌、川乌宜用尖，半夏宜用生，或胡椒末亦可，用烧酒调更速。

换 皮 麻 药

凡欲去皮之疮癣，先服此药，使其不知痛苦，然后开刀，掺生肌药。

羊踯躅三钱　茉莉花根一钱　当归一两　菖蒲三分

水煎服一碗，即如睡熟，任人刀割不疼不痒。换皮后三日，以人参五钱，生甘草三钱，陈皮五分，半夏一钱，白薇$-$钱，菖蒲$_{五分}$，茯苓$_{五钱}$，煎服即醒。

　　庚生按　茉莉花根务宜慎用，《本草》言其醉人每至不醒。

生　肌　散

　　兼治割瘤，敷之生皮。凡去皮后敷药末五钱，不但不痛，反能作痒。

　　人参$-$钱　三七根末$_{三钱}$　轻粉$_{五分}$　麒麟血竭$_{三钱}$　象皮$-$钱　乳香$_{去油，一钱}$　没药$-$钱　千年石灰$_{三钱}$　广木香末$-$钱　冰片$_{三分}$　儿茶$_{二钱}$

　　上药各为极细末，以研至无声为度。修合须用端午日，不可使一人见之。

痈　　疽

　　凡人痈疽，发于背上，或生于头项，或生于胸腹，或生于手足臂腿腰脐之间、前阴粪门之际，一服立消，已溃者即敛。

　　金银花$_{四两}$　蒲公英$-$两　当归$_{二两}$　元参$-$两

　　水五碗，煎八分，空心服一剂，尽化为无有矣。切勿嫌其药料之重，减去分两，则功亦减半。

　　庚生按　此方消散红肿痈毒疔疖及高肿疼痛之症极效。如平塌麻木色白之症，不可用。

决　脓　妙　法

治痈脓不出。

人乳汁，和面敷之。

立 消 散

治便毒痈肿如神。

全蝎炒　核桃去壳肉只用隔膜，炒

等分为末，空心温酒调服三钱，午后再服三钱，三日全愈。

灵 异 膏

治患毒疽不愈者，以此膏贴之，即愈。勿用铁锅煎。

防风　栀子　黄芩　苦参　当归　生地　甘草　银花　大黄　海风藤　赤芍　黄柏　连翘　荆芥　白蒺藜　槐枝各二两　何首乌　白芷　牛蒡子　杏仁　地榆各一两　木通　川芎　山豆根　苍术　独活　羌活　蜂房　蝉蜕　僵蚕　白及　麻黄　丹皮各五钱　乳香研末，二两　没药　血竭　蟾蜍　儿茶　龙骨以上研末，各一两　赤石脂二两　麝香二钱　樟脑　轻粉　白蜡　黄蜡各五钱　黄丹水飞过净三斤

上除黄丹及乳香、没药、血竭、蟾蜍、儿茶外，用麻油六斤，浸药七日，入乱发三两，熬焦黑色，发化尽去渣。再熬滴水成珠，下黄丹收膏，停火。下乳香、没药、血竭、蟾蜍、儿茶等药，再候少温，下樟脑、轻粉、麝香、黄白蜡，熔化入水中。出火毒，磁瓶收用。

千 里 光 膏

贴疮疖风癣、杨梅疮毒、鹅掌风等症极效。

千里光采茎叶捣汁，沙锅内熬成膏　防风　荆芥　黄柏　金银花　当归　生地各二两　川椒　白芷　大黄　红花各一两

苦参四两

用麻油浸三日，熬枯黑色，去滓，每油二碗，配千里光膏一碗，再熬滴水成珠，飞丹收成膏，入乳香、没药各一两，轻粉三钱，槐枝搅匀收用。

庚生按　千里光，一名黄花演。生浅山及路旁，叶似菊而长，背有毛，枝干青圆，立夏后生苗，秋有黄花，不结实，为外科圣药。俗谚云：有人识得千里光，全家一世不生疮。亦能明目去翳，治蛇咬伤，又名金钗草。

万宝代针膏

治诸恶疮核赤晕已成脓，不肯用针，以此药代之。

蓬砂　血竭　轻粉各一钱五分　金头蜈蚣一个　蟾酥五分
雄黄一钱　冰片少许　麝香一分

上药研细末，用蜜和成膏。在疮头用小针挑破，以药少许，放纸上黏贴，隔夜其脓自出。如腋下有耍孩儿，名暗疔疮，或有走核，可于肿处用针挑破，照前黏贴。忌食鸡、羊、鱼、酒、面等物，能多食白粥最妙。

又方　用磨刀泥、白丁香、麝香、巴霜火上烧灰，研细末，遇一切肿毒，用口津调和，搽少许，一周时其头即破。

吹　消　散

乳香　麝香　蟾酥　辰砂　儿茶　没药各等分。
研细末用一分，于膏上贴之，肿毒立消。

护 心 散

又名内托散，乳香万全散。凡患痈疽三日之内，连服十余剂，方免变证，使毒气出外。稍迟，毒气内攻，渐生呕吐或鼻生疮菌，不能饮食即危矣。四五日后，亦宜频频服之。

绿豆粉一两　乳香五钱

灯心同研和匀，以生甘草浓煎汤调下一钱，时时呷之。若毒气冲心，有呕逆之状，最宜服此。盖绿豆清热下气，消肿解毒，乳香消诸痈肿毒。服至一两，则香彻疮孔中，真圣药也。

透 骨 丹

治跌扑损伤，深入骨髓，或隐隐疼痛，或天阴则痛，或年远四肢沉重无力，此神方也。

闹羊花子一两，火酒浸炒三次，童便浸二次，焙干　乳香　没药均不去油　血竭各三钱

为末研匀，再加麝香一分，同研，用瓷瓶收贮封固。每服三分，壮者五六分，每夜间睡后用酒冲服，能饮者尽量饮之，服后避风，得有微汗方妙。切忌房事、寒冷、茶、醋等物。弱者间五日一服，壮者间三日一服。

醉 仙 散

治疠风。

胡麻仁　牛蒡子　蔓荆子　枸杞子炒黑色　防风　瓜蒌根　白蒺藜　苦参各五钱

上药为末，每药重一两五钱，入轻粉二钱拌匀。少

壮用二钱，每日卯午戌，三时服三次，清茶调服，后五日后间日服之。如牙缝内出臭涎，浑身酸疼，昏闷如醉，药力已到，以利下臭屎为度。须视病人之大小虚实，量为加减。重而急者，先以再造散下之，候稍补养，再服。此药忌盐、酱、醋、猪羊肉、鱼腥、花椒、水果、煨烧、炙煿及茄子等物，日以淡粥熟煮食之。或用乌梢菜花蛇用淡酒煮熟食之，以助力亦可。

再 造 散

治疠风。

锦纹大黄一两　皂角刺一两五钱，独生经年黑大者　郁金五钱
白牵牛头末六钱，半生半炒

上药为末，每服二钱，临卧冷酒调服。或云日未出面东服之，预备净桶，泻出小虫验视，如虫口黑色者是远年之病，赤色者是近时病。三四日后，再进一服，候至无虫泻出，则绝根矣。后用通圣散调理，可用三棱针刺委中出血。终身不得食牛马驴骡等肉，大忌房事，犯者必不救。

大 麻 风

活穿山甲一个，拣最大者，用生桐油一斤，如小者桐油半斤。先用雄黄末一钱，没药末七分，黄柏末一两，共搅入生桐油使匀，将穿山甲架起，下用炭火熏灼，使其口渴，即能张开，然后将药末和油灌入口内，不吃再烘，尽油吃完为度。再加大火将穿山甲炙酥，研为细末，另加百草霜一两，共研细收入瓷瓶内，封紧不

可泄气。凡遇麻风之人，每用五钱，以烧酒调服，上用棉被重盖，卧一时许，候满身汗出，其虫随汗而出。隔一日再服五钱，照前服卧出汗，即将病人著身衣服被褥，尽行换过，送至无人处地方，掘坑焚烧，人不可近，闻其秽气，恐染此病。复后七八日，身面如蛇壳脱皮，永不再发，此仙方也。

庚生按　此即古全甲散，稍变其法，命意颇佳。惜南方无活穿山甲，未经试用。

古全甲散方附后：穿山甲一枚，不必活者，只须四足头尾俱全即可用。每日用生漆将穿山甲自首至尾漆涂一遍，不可过厚，只须匀到。漆三次后，用瓦器将穿山甲炙灰，炙时须分记头身四足，不可紊乱。炙完后，即将穿山甲研细末，用陈酒冲服，每服二钱。服毕即愈。如穿山甲有一处不全，病人即有一处不愈，先服头即头先愈，先服四足即手足先愈，亦奇方也。炙后研末时，亦须分记头身四足，不可错乱。

秘炼治杨梅疮药

辰砂　雄黄　白盐炒　白矾炒　绿矾炒　焰硝各一两
硼砂五钱

上药为末，入阳城罐封固，水火提升一炷香，取出冷定，开罐将升盏者铲下，用磁瓶贮之，黄蜡封口，入井内三日取出。每药二分半，配槐花、朱砂褐色者一两，饭丸桐子大，每服十丸，极为神效。罐底药渣可治疥疮。

附封罐神胶方：用草鞋灰、山黄泥、倾银罐底、烧盐粽各一两，为极细末，用盐卤调和如胶，入乳钵研细，用抿子挑封罐口。

乳 香 散

治折伤损腰极验。

酒浸虎骨败龟板、黄芪、牛膝、萆薢、续断、乳香各等分，煎服。

取 疔 膏

乳香一粒　麝香米大一粒　黄连研末　连翘研末　桃仁二个取皮

同虾蟆肝肠肺三昧，入乳钵内捣烂如泥，用白皮纸摊贴患处，三四日连疔揭去。

聚 疔 毒

铁锈不拘多少，研为末，醋调涂毒上，须臾毒自凸出，并治疮疖脓水不干，及难收口者最效。

消 疔

人指甲炙为末，放患处，将核桃肉嚼烂，装入核桃半壳内。合住，不可露气，一饭顷即消。

瘰 疬 奇 方

亦可消瘤去痣。

石灰半斤，研极细末　大黄四两，同入锅内炒通红，去大黄取石灰听用

又将洗碱四两，用水四五碗，枇杷叶七片，同煮，候水干至一半，入前石灰，搅匀再煮，水将干听用。又

以蛇含石二两，醋煅七次为末。又以莞花五钱为末，渐渐加入，搅匀成膏，每膏一两，加蟾酥、麝香各二分为丸，如胡椒大。未破者将一丸黏核上，其丸自入，以淡猪肉汤洗过，又黏又洗，如此三次，其核自动将皮捆开，以银钩取出核，再贴生肌膏即愈矣。取核时，先服提气汤。

生　肌　膏

麻油一斤　　胎发一团，熬滴水成珠为度　　龙骨煅　　黄蜡　　熟猪油　　赤石脂　　乳香　　没药　　轻粉　　象皮煅，各一钱。俱为细末

入油内搅匀成膏，摊贴，一日一换。仍以猪肉汤洗三四次，即渐平复，半月后必收功。

提　气　汤

人参　　白芷　　生地　　龙胆草　　川芎　　升麻　　柴胡乳香　　甘草　　贝母　　橘红　　香附　　桔梗　　各等分，姜枣汤煎服。

三　妙　散

治结核瘰疬遍满脖项。此方虽平易，神效异常，屡试屡验。

夏枯草　　金银花　　蒲公英各五钱

水酒各半，煎服。

消瘰疬痰毒

未穿破者为痰核，已破者为瘰疬，三五个相连者为痰串。用羊角数对，威灵仙四两，共入瓦罐内，加清水煮数沸，候软取出，切薄片，用新瓦烧红，将羊角铺上焙炒研

细。每灰一两,加广木香一钱,白芥子三钱,共为末,炼蜜为丸。用槟榔煎汤下,或夏枯草汤下亦可。服至七日后,大便下如黑羊屎,小便出水自消。妇人即烂至两腋,服之亦效。忌生冷、煎炒、房事为要。

提 疬 丹

取痰核。

水银　硼砂　火硝　明矾　皂矾　食盐各一钱　朱砂二钱

上药盛于粗瓦盆上,盖粗碗一只,用盐泥封固,炭火炼三炷香,先文后武,冷定取出,药即升在粗碗上,刮下,以白米饭捣丸如绿豆大,朱砂为衣。每用一丸放疮上,棉纸封二三层,一日夜急揭起,则核随纸带出,丸可再用。

神授五公散

治漏孔,并诸疮眼久不敛者,痔疮亦效。

大五倍子一个　蜈蚣一条,去头足

将倍子开一孔,入蜈蚣,湿纸包煅存性,为末。先以葱汤洗疮净,掺前药,再用膏药贴之。每日一换,即敛口如神。

上 品 锭 子

专治痔漏一十八证。

红矾二两五钱　乳香　没药　朱砂各三钱　牛黄五分五厘硇砂一钱四分,二成熟一成生　白信一两,火煅

中 品 锭 子

专治翻花瘿瘤等症。

白矾二两八钱五分　乳香　没药各五钱五分　朱砂三钱　牛黄四分五厘　硇砂一钱，半生半熟　金信一两五钱，以火煅尽黑烟，止用淡清烟

下品锭子

专治疗疮发背等症。

红矾三两二钱　乳香六钱　没药五钱　朱砂三钱　牛黄四分五厘　硇砂二钱四分，半生半熟　白信三两，火煅黑烟尽，半日取起方可用

上药依法制好，用面糊和匀，捻成锭子，看痔漏大小深浅插入锭子，如肉内黑色，勿上生肌散，只待黑肉落尽方可上。若疮无头，用太乙膏一个，加后药一粒贴之。

白矾二两　乳香三钱二分　没药三钱七分　朱砂四分　牛黄五分　姜黄二钱五分　白丁香一钱五分　巴豆三钱，草纸去油净用　白信二两，火煅烟尽，半日取用

上为末，或唾沫调敷，一日三次，候疮破，即插上前锭子。

破瘰点药附煎药方

水银　硼砂　轻粉　鹊粪　莺粪各一钱　冰片五分　樟脑五分　绿矾一钱　皂矾一钱　麝香三分

上药为细末，用针将瘰刺一小孔，然后乘其出血之时，将药点上则黏连矣。约用一分，以人乳调之，点上大如芡实，一日点三次，第二日必流水。流水之时不可再点，点则过疼，转难收口矣。三日后水尽，而皮宽如袋，后服煎方，自然平复如故矣。

附煎药方：

人参三钱　茯苓五钱　苡仁一两　泽泻二钱　猪苓一钱
黄芪一两　白芍五钱　生甘草一钱　陈皮一钱　山药三钱

水煎服，十剂全消如故。但切忌房事半年，余无所
忌。若犯房事，必破不能收口，终身成漏矣。

庚生按　鹊粪、莺粪，古方未见取用，疑是鸽粪、
鹰粪之讹。

治 火 丹

丝瓜子一两　柴胡一钱　元参一两　升麻一钱　当归五钱
用水煎服，一剂即消。

治 疮 二 法

头面上疮用：银花二两　当归一两　川芎五钱　蒲公英
三钱　生甘草五钱　桔梗三钱　黄芩一钱　水煎服，一二剂
即消。

身上手足疮用：银花三两　当归一两　生甘草三钱　蒲
公英三钱　牛蒡子二钱　芙蓉叶七片，无叶用梗三钱　天花粉五钱
水煎服，一二剂全愈。

擦 疮 成 水

人有手臂生疮，变成大块，不必刀割，只用小刀略
破其皮一分，以此药敷之，即化为水。

人参三钱　甘草一钱　硼砂一分　冰片一分　轻粉五厘

各为末，掺之，即化为水矣。如肚上生疮，结成顽
块，终身不去者，亦可以此药治之，立效。

扫 疥

治诸疥疮、热疮、遍身疔疮，神效。

大黄　蛇床子　黄连　狗脊　黄柏　苦参各五钱

为末，入硫黄及水银各四钱，雄黄及黄丹各二钱五分，轻粉一钱，大枫子去壳、木鳖子去壳各五钱，同前药研细末，杵匀，用猪脂调好，洗浴后搽疮上立效。合药时宜晒，不宜见火，切记。

七制松香膏

治湿气第一神方。

松香三斤。第一次姜汁煮，二次葱汁煮，三次白凤仙汁煮，四次烧酒煮，五次闹羊花煮，六次商陆根汁煮，七次红醋煮　桐油三斤　川乌　草乌　白芥子　蓖麻子　干姜　官桂　苍术各四两　血余八两

加桐油熬至药枯发消，滴水成珠，滤去滓，入牛皮膏四两，烊化，用制过松香渐渐收之，离火，加樟脑一两，好麝香三钱，厚纸摊之贴患处。

诸疮掺药

治天泡疮更效。

煅熟石膏一两　松香　白芷各三钱　樟脑一钱　轻粉五分　冰片一分

为细末，用熬熟猪油调搽。

破 棺 丹

治疮毒入腹极危者。

大黄二两，半生半熟　甘草　芒硝各一两

为细末，蜜丸弹子大。每服半丸，饭后温酒送下，

或童便半盏研化之。忌食冷水。

一　擦　光

治疥疮，及妇人阴蚀疮、漆疮、天火丹诸恶疮，神效。第三方除注明外，余用麻油调敷。

蛇床子　苦参　芜荑_{各一两}　雄黄_{五钱}　枯矾_{一两五钱}　硫黄　轻粉　樟脑_{各二钱}　川椒_{五钱}　大枫子_{取肉五钱}

为末生猪油调敷。

又方

蛇床子　硫黄　黄柏_{各一两}　大枫子　川椒　雄黄_{各五钱}　枯矾_{二两}　轻粉_{另研，二钱}　入牛皮岸_{熏牛皮烟岸也，如无以香炉灰代之}　黄丹_{各一两}　为末生猪油调敷。

又方　疮疥加减法：肿多加白芷开郁；痛多加白芷、方解石；痒多加枯矾；阴囊疮加吴茱萸；湿多加香油调；干痒出血加大黄、黄连，猪油调；虫多加芜荑、锡灰、槟榔、藜芦、斑蝥；红色加黄丹；青色加青黛。

庚生按　方解石苦辛大寒，亦名黄石，与硬石膏相似。光洁如白石英，敲之段段片碎者为硬石膏，敲之块块方棱者为方解石。唐宋诸方类皆通用，然功力小异。

小 金 丝 膏

治一切疥疠毒。

沥青　白胶香_{各二两}　乳香_{二钱}　没药_{一两}　黄蜡_{三钱}　香油_{三两}

熬至滴下不散，倾入水中，扯千遍，收贮，每捻作饼贴之。

截　癣

牛皮风癣。

川槿皮一两　大枫子仁十五个　半夏五钱

河井水各一杯，浸露七宿，入轻粉一钱于水中，用秃笔扫涂，有臭涎出方妙。但忌洗澡，能于夏月治之尤效。

九　熏　丹

治癣。

好铜青二三两，研细，好烧酒拌之，候至不干不湿，涂于粗碗底内，翻转合地上，以砖垫好，露一线，下以蕲艾熏之，再抄再熏，如此九次，至少亦要七次，约以青色带黑为度。然后研细，将烧酒拌成锭子。用时以醋磨搽，每日三五次。五日后，若嫌干裂，以菜油少许润之，七日即愈。

日本国癣药

黑砂糖四两　臭雄黄三两　白矾二两　川椒五钱　烧酒一斤

调搽立愈。

枯　瘤　散

灰苋菜晒干烧灰半碗　荞麦烧灰，半碗　风化石灰一碗，和一处淋汁三碗

慢火熬成霜，取下，加番木鳖三个，巴豆六十粒去油，胡椒十九粒去粗皮，明雄黄一钱，人言一钱，为末。入前药和匀，瓷瓶收用，不可见风。以滴醋调匀，用新羊毛笔蘸

药点瘤上。瘤有碗大，则点如龙眼核大。若茶杯大，则点如黄豆大。干则频点之，其瘤干枯自落。如血瘤破，以发灰掺之，外以膏护好，自能敛口收功。

庚生按　瘿、瘤二症虽异实同，有痰瘤、有渣瘤、有虫瘤，此瘤之可去者也；有气瘤、有血瘤、有筋瘤、有骨瘤，此瘤之不可去者也。瘿亦如之。近来西医不问可破与否，一概刀割线扎，其立除患苦者固多，而气脱血尽而毙者亦复不少。西医器精手敏，而又有奇验之药水药散以济之，尚复如此，瘤固可轻言破乎？予在沪与西人相处最久，目击心伤，因志此以告世之治此症者，宜加慎焉。

敛　瘤　膏

治瘿瘤枯落后，用此搽贴生肌收口。

海螵蛸　血竭　轻粉　龙骨　象皮　乳香各一钱　鸡蛋五个，煮熟用黄，熬油一小盅

上各研细末，将蛋油调匀，用甘草汤洗净患处，以鸡毛扫敷，再将膏药贴之。

治　瘤

水银一钱　儿茶三钱　冰片三分　硼砂一钱　麝香三分　血竭三钱

各为细末，将此药擦于瘤之根际，随擦随落，根小者无不落也。

治 流 火 方

鲜紫苏　鲜凤仙花

二味洗净，连根叶捣烂，放木盆内，以滚水冲入，将脚架盆上薰至可洗，以软绵洗之，立愈。数十年者不过三四次，永不发矣。

取痣饼药

糯米_{百粒} 石灰_{拇指大} 巴豆_{三粒}

去壳研为末，入磁瓶同窨三日，每以竹签挑粟许，用碱水点上，自落。

庚生按 痣之为物，有有根、无根之分，有有血、无血之别，人每不察其所以然。予在孟河见一丹徒田姓老人，印堂生痣一粒，意欲去之。予师马培之先生告以此乃血痣，不可破，破则不治。田不信，别求某医破之。越日来见，意颇自得。乃旬日而如豆矣，一月而如钱矣，翻花出血，眼鼻均伤，百药不效，未及三月而死矣。大凡痣之大者，隆起者，黑者及有毫者，皆不宜点破，惟初起未久及色浅不凸者可去耳。

点痣药

主治疣痣及息肉鸡眼。

桑柴灰 风化石灰_{各一斤} 鲜威灵仙_{六两}

煎浓汁，淋二灰，取汁熬成稀膏，磁器收贮。用点患处，不必挑破，应手而除。

点黑痣

李仁为末，鸡蛋清调，点一宿自落。

治臁疮

先将棉纸看疮大小裁成块，十二张，四角以纸捻钉住，听用。再以麻油二两，川椒四十九粒，入铜杓内煎黑色取起。次入槐枝一寸长者四十九根，再煎枯黑色取起。次入黄蜡一两，加轻粉二分，枯矾一钱，俟熔化，即以前纸入油内少煎即取起，但令油掺透，勿使纸焦黄色，贴时先将槐枝葱椒煎汤，洗疮用绢拭净，后将所制纸齐沓贴之，面加油纸一张，用红绢紧缚，每周时去纸一张，待纸取尽，则疮自愈矣。

透 骨 丹

蟾酥　硼砂　轻粉　巴豆各五钱　蜗牛二个　麝香一分

先将药研细，后入巴豆、蜗牛，再研细，磁瓶收贮。每用少许，乳汁化开，将疮头轻拨破挑，药如米许大，纳于疮口，外以膏药贴之。

胜 金 丹

治夹打损伤神效。

血竭　乳香　没药各三钱　地龙十条　自然铜一两　无名异五钱　木鳖子五个

为末，蜜为丸如弹子大。临用好酒化下一丸，如不打，用红花苏木煎汤服，即解。

松肉葱白膏

治杖疮。

猪肉不精不肥二斤，去皮骨　葱白一斤八两

加明松香三两，研极细末，筛净，连葱放在肉内，捣极烂摊敷患处。以布脚带扎紧，不可宽，至周时，皮肉还原，与不打无异。床上切忌放毡皮等物。若脓血水任其流放不妨。

小 金 莲

乳香　没药各一钱，去油　蓖麻子炒　川乌　草乌各五钱

共为末，将肥皂二十个去弦及内外筋膜，同药捣极烂。如恐受夹棍，须先一日做四饼，敷两拐骨，次日洗去，任夹无妨。治妇人金莲敷在足骨上，次日洗去，骨软如绵。

拶 伤

指上拶过有凹痕，用银朱和酒磨浓，依痕圈之，自复。

整骨麻药

草乌三钱　当归　白芷各二钱五分

上药为末，每服五分，热酒调下，麻倒不知痛苦，然后用手如法整理。

天下第一金疮药附二验方

凡刀斧损伤，跌扑打碎，敷上，立时止痛止血，更不作脓，胜于他药多矣。其伤处切不可见水。

公猪油一斤四两　松香六两　面粉四两，炒筛　麝香六分　黄蜡六两　樟脑三两　冰片六分　血竭一两　儿茶一两　乳香一两，箬皮上烘取油　没药一两

以上药研极细，先将猪油、松香、黄蜡三味熬化，滤去渣，待冷再入药末，搅匀，磁器收贮，不可泄气。

按：午日收青蒿捣和石灰，阴干为末。又午日收苎叶，晒干为末。二方治金疮皆验，且不费钱，可预备济人。

庚生按　金疮方药效者亦多，然往往有应，有不应，非症之不同，亦方之未善尔。予尝见金姓伤科，常用黑白二药，功效如响，因求得其方，试用神验，药虽平淡，实有奇功，不可忽视。录此以济世，如能遍传，亦功德也。

黑药方：松木桴炭十数块，烧红乘热于石臼内杵细。另用红糖二三两，铜铫内化烊，将炭末和入，调匀，摊于布上，乘热贴于伤处。须温热得中，不可过热。以帛扎好，二三日后解开看之，如不青黑，即用原药熨热贴之。倘或血瘀结肿，即以后开白药敷之，仍用原布包好。如系骨损，须七日后方可解动。

白药方：白附子十二两　天麻　白芷　羌活　防风　南星各一两　均生晒，研极细末，和匀。青肿者童便调涂，破则干掺之，虽肾子破出可治，立能止痛生肌，止血去瘀，且不忌风，真良方也。此方本名玉真散，为伤科仙方，予尝修制备用，价廉功捷，洵非他药可及。

接骨至神丹

治跌伤、打伤、手足断折，急以杉板夹住手足，扶正凑合，再用此药。

羊踯躅三钱，炒黄　大黄三钱　当归三钱　芍药三钱　丹皮二钱　生地五钱　土狗十个，捶碎　土虱三十个，捣烂　红花三钱　自然铜末一钱

先将前药酒煎，然后入自然铜末，调服一钱，连汤吞下，一夜即能合笋，不必再服。

阴囊烂尽

止留二子者。

凤仙花子、甘草等分为末，麻油调敷，即便生肉。

美首膏

治小儿白秃癞疮。

百草霜一两　雄黄一两　胆矾六钱　轻粉一钱　榆树皮三钱

用石灰窑内烧红流结土渣四两，共为细末，猪胆汁调，剃头后搽之，神方也。

手足皲裂

大萝卜一个，内雕空，放入柏油五钱，安炉火上顿熟，候冷，取油擦患处，即愈。

治阴蚀

蚯蚓三四条，炙干为末　葱数茎，火上炙干为末　蜜一碗，煮成膏

将药搅匀，纳入阴户，虫尽死矣。

治体气方

田螺大者一个　巴豆去壳，一粒，研碎　胆矾一豆许，研　麝香少许研共拌匀

将螺用水养三日，去泥土，揭起螺靥，入胆矾等三味在内，以线拴住，置磁器中，次日化成水。五更时将药水以手自抹两腋下，不住手抹，直待腹内欲行，却住手。先择深远无人空地内大便，下黑粪极臭，是其验也。以土盖之，勿令人知。不尽，再抹药水，仍照前大便。次用白矾一两，蛤粉五钱，樟脑一钱，为末擦之，

病根永绝。

痘后生翳

水银一钱，號丹五钱，研作六丸，坩锡糊定，火煅一日，取出，薄绵裹之。左翳塞右耳，右翳塞左耳，自能坠下。

庚生按　痘后生翳及痘疮入目，均属急症。当内服清理之剂，外用点药方能奏功。號丹即黄丹也。塞耳不如塞鼻为妥，似更易达病所。

免喉内生蛾

喉中略痛，即用灯草一把煎汤，砂糖调饮。一日即止痛，立愈。

卷　三

截药杂治门

取牙鲫鱼霜

大鲫鱼一个去肠，以砒霜纳入鱼腹，露干放阴地，待有霜即刮下，用瓶收贮，以针搜净牙根，点少许，咳嗽自落。或以少许药置膏药上，贴蛀牙上，即落。

庚生按　砒宜用白者，每鱼一两，纳入白砒一钱，不可过多。

又方

活鲫鱼一尾，约四五两，白砒六钱，将砒末纳入鱼腹中，待鱼烂之后，将鱼骨洗净，晒干为末，每用少许点所患牙根上，自落。

去面上刺青

马肉不拘多少，令苍蝇丛食生蛆，取蛆晒干，为末，以针拨动青处，掺之，其青自去。

去身臂雕青

胆矾、硇砂、龙骨各五分，人蛆不拘多少，麝香一匙。临用时加香油一盏，煎熟将前药研碎，入油内，用黄丹熬成膏油，单纸贴之，其黑迹自然隐入肉内。

取箭镞方

用天水牛一个，独角小者，以小瓶盛之，硼砂一钱，研细末，用水滴在内浸之，自然化水，以药水点伤处，箭头自出。

黑发仙丹

熟地一斤　万年青三片，小用五片　桑椹一斤　黑芝麻八两　山药二斤　南烛皮四两　花椒一两　白果一两　巨胜子三两，连壳

蜜丸，早晚以酒送下各五钱，忌食萝卜。

又方

熟地一斤　苡仁　山茱　桑叶各八两　白术　生何首乌各二两　巨胜子　白果各三两　黑芝麻四两　北五味二两　山药一斤　花椒一两　乌头皮四两　胡桃肉三两　加参片三两，无亦可

蜜丸，每日用开水吞服五钱。

取轻粉毒

出山黑铅五斤　打壶一把　盛　烧酒十五斤　土茯苓半斤　乳香三钱

封固重汤煮一日夜，埋土中，出火毒，每日早晚任性饮数杯，后用瓦盆接小便，以有粉出为验，服至筋骨不痛，乃止。

庚生按　世医每以轻粉治杨梅疮毒，刻期奏效，罔利害人，日久必至筋骨疼痛，囟低音嘶。病者医者咸以

为杨梅疮之愈而复作，不知起初薰药丸药之毒蕴久而发也。此方平妥而有奇功，杨梅疮用之，亦有神效。

受 打 不 痛

用血管鹅毛七根，地龙七条煅过，用乳香同白蜡为末，好酒送下。

误 吞 铁 石

王不留行、黄柏等分为末，水浸蒸饼，丸弹子大，青黛为衣，用线穿，挂受风处，用时以一丸，冷水化服。

脚　　城

葱根、荸荠捣汁一碗，以松香四两，并麻油煎至滴水成珠，方入前汁，摊膏贴患处，即愈。

足 趾 鸡 眼

作痛作疮，地骨皮同红花研细敷之，次日即愈。

戴 毛 虫 伤

春夏月树下、墙堑间，杂色毛虫极毒，触著则放毛，入人手足上，自皮至肉，自肉至骨，皮肉微痒，渐痛，经数日痒在外而痛在内，用手抓搔，或痒或痛，必致骨肉皆烂，每有性命之忧。此名中射工毒，诸药不效。用好豆豉一碗，青油半盏，拌豉捣烂，厚敷患处，经一时之久，豉气透骨，则引出虫毛，纷纷可见。取下豆豉埋土中，再煎香白芷汤，洗痛痒处。如肉已烂，用乌贼骨为末，敷之立愈。

又方

锅底黄土为末，以醋捏成团于痛痒处，搓转其毛，皆落在土上，痛痒立止，神效无比。

红玉膏

治女人面脂。

轻粉　滑石　杏仁_{去皮}

等分为末，蒸透入脑麝少许，以鸡子清调匀，洗面毕敷之，旬日后色如红玉。

竹木刺

鲜虾并黄雀粪，共捣罨上，即出。

治中河豚毒

大红降香为细末，以索粉水调服钱许，吐出毒物即愈。

庚生按　用索粉水者，取绿豆之解毒也。然近时市肆往往杂以蚕豆、黄豆。不若用绿豆一升，杵碎，泡汤调服为妥。

虎伤

被虎咬伤，血必大出，伤口立时溃烂，疼不可当。急用猪肉贴之，随化随易，再用后药敷之。

地榆_{一斤为末}，加三七末_{三两}，苦参末_{四两}，和匀掺之，随湿随掺，血止痛亦止矣。

吹耳方

治小儿耳内湿烂。

上梅冰片_{二分}　煅芦甘石_{一钱}　枯矾_{三分}　煅龙骨_{一钱}　海螵蛸_{一钱}　橘皮炭_{三钱}　赤石脂_{一钱}　粉口儿茶_{三分}　蚕

茧壳二枚　煅石首鱼脑骨二枚，研细

上药为细末，加胭脂边二钱，用纸包固，以水浸湿，用火煨炭存性，和匀，再研，吹之极效。

顶药主上吐药也

巴霜顶（丹溪喉闭丸）

治缠喉风闭，先胸膈气紧，蓦然咽喉肿痛，手足厥冷，气不能通，顷刻不治。

雄黄一钱　郁金五分　巴豆七粒，去皮壳

冰麝各少许为皮，醋糊为丸，如麻子大，清茶下五分。如喉噤塞，用竹管纳药入喉中，须臾吐痰立解，未吐再服。

庚生按　巴豆宜去油，取霜方可用。

四宝顶（狗宝丸）

丁丹崖祖师治噎膈翻胃。

硫黄　水银各一钱，同炒成金色　狗宝三钱　鸡卵一枚，去白留黄

和药搅匀，纸封泥固，煻火煨半日，取出研细，每以烧酒调服五分，不过三服，立验。

庚生按　此方颇验，然宜验症之虚实，谨慎用之。

牛郎顶（牛郎丸）

治气筑、奔冲不可忍，兼追虫取积，亦消水肿。

黑牵牛五钱，炒　槟榔二钱五分

为末，每服一钱，紫苏汤下。虫积及水肿用酒下。

青 绿 顶<small>附风痰猝中方</small>

治顽痰不化。

石青<small>一两</small>　　石绿<small>五钱</small>

水飞为末，曲糊丸，绿豆大，温水下十丸，吐出痰二三碗，不损人。

风痰卒中方　用生石绿<small>二两</small>，乳细水化去石，慢火熬干。取辰日、辰时、辰位修合，再研入麝香<small>一分</small>，糯米粉糊丸弹子大，阴干。猝中每丸作二服，薄荷酒下。余风朱砂酒下。吐出青涎，泻下恶物立效。小儿用铜绿研粉，醋面糊丸芡实大，每服薄荷酒下一丸，须臾吐痰如胶，神效。

庚生按　生石绿，细绎方意疑即生铜绿。盖铜绿酸平，主治风痰卒中也。此方本名碧林丹，见药谱明疗铜绿条下，治小儿名绿云丹，亦载此书内。

硫 黄 顶

治腰疼如神。

黑牵牛半生半炒，取头末，水和丸梧子大，硫黄末为衣，空心用盐汤并酒下五十丸。

庚生按　此方用意极妙，惟须体实而年久湿重者为宜。亦不可骤投至五十丸之多，当量症加减为妥。

玉环来笑丹

治疝气癪肿，并诸气痛。

荔枝核<small>四十九个</small>　　陈皮<small>连白九钱</small>　　硫黄<small>四钱</small>

上为末，盐水打面糊丸绿豆大。痛时空心酒服九丸，良久再服，不过三服立效。

庚生按　此方与前疝气神方相同，惟荔枝核此方用四十九粒，前方等分，且须炒黄。陈皮前方亦用等分。硫黄此方未言制法，前方须火中熔化，投水去毒。且以饭为丸桐子大，每服十四丸，酒下，为不同耳。鄙见以为分量宜照此方，制法宜照前方，丸之大小及服丸之数，亦宜照此方为是。

轻　粉　顶

治小儿涎喘。

无雄鸡子一个，用鸡子清入轻粉一分，拌匀，银器盛置汤，瓶上蒸熟。三岁儿食尽，当吐痰，或泄而愈。壮实者乃可用。

黑　盐　顶

盐一升，纳粗磁瓶中，将泥头筑实。先以糠火围烧，渐加炭火，候烧透赤色，盐如水汁，即去火待凝，将瓶敲破，取出。用豆豉一升熬煎，桃仁一两和麸炒熟，巴豆二两，去心膜及壳，隔纸炒令油出，须生熟得中，焦则少力，生又损人。将四物捣匀，入蜜丸桐子大，每服三丸，须平旦时服最好。患时气用豉汁及茶送下，患心痛酒送下，入口便止。患血痢米饮下，初变水痢后即止。患疟茶饮下，患骨蒸蜜汤下。凡服药后吐利，勿以为怪，吐利若多，服黄连汁止之。或遇耐药人服药不动者，更服一二丸，服药后须忌口二三日。其药腊月合之，用磁瓶封固，勿令泄气，一剂可救百人。或在道途村落无药可求，但用此药可敌大黄、朴硝数两，屡试有效。小儿女子忌服。

羊 荚 顶

治骨蒸传尸。

羊肉如拳大一块煮熟，皂荚一个炙，以无灰酒一升，铜铛内煮三五沸，去渣，入黑锡一两，煎至一合，令病人先啜肉汁，后服一合之药，如吐虫如马尾。即愈矣。

截 疟 顶四方

治三日大疟。

活大乌龟一个连壳，左右肩上各钻一孔，近尾处亦钻一孔，以明雄黄九钱，研细，每孔掺入三钱，外以黄泥包固，勿令泄气，炭火上煅存性，研细，每服准一钱，空心陈酒下，二三服即止。

又方

预择陈香橼一个，去顶皮大者，每只加明雄黄三钱，中者二钱，小者一钱，研细。掺入香橼内，火中煅存性，再研极细，每服七分，用腐衣作六七包，干咽下，不可吃汤水，任其呕吐顽痰即愈。治三阴疟尤验。

庚生按　疟症不一，验方亦多，往往此用则效，彼用则否者，症非一致也。此方治年久不愈之疟，每有奇验，而轻浅者用之，非徒无益，甚且损胃作呕，不可不知。后附试验单方数则，以备随症采用。

截疟丹：五月五日取独蒜，不拘多少，舂烂，入黄丹等分，再杵丸如圆眼大，晒干收存。凡疾发二三次，后取一丸杵碎，鸡鸣时面东井花水下。

又方：荜拨三钱，雄精三钱，研细和匀，用膏药二张，取药三分，用生姜汁和，作两饼。一贴颈后天柱骨下第一节，一贴脐上，均以膏药盖之。须先一时贴，不可经妇女手。

三　奇　顶

治小儿天哮神效。

经霜天烛子　腊梅花各三钱　水蜒蚰一条,俱预收

水煎服，一剂即愈。

金　线　顶

凡一切宜吐痰涎之症，用代瓜蒂最妙。

金线重楼俗名金线吊虾蟆,采得去外黑皮。用石打碎，勿犯铁器，晒干为末，磁瓶收贮备用。风痰结胸用药一钱，阴阳水和服，吐痰即愈。伤食成疟，临发时空心用药一钱，开水和服。噤口痢用药一钱，温凉水和服即愈。

庚生按　金线重楼，蔓生田野山石间，叶似三角风，光润带青黄色。芒种时开花，如谷精花，性力甚大，多食令人吐泻不止。

砒　霜　顶附齁喘痰积方

治哮须三年后可用。

精猪肉三十两,切作骰子块。白信一两,研细末,拌在肉上令匀,用纸筋黄泥包之,令干。白炭火于无人处煅，俟青烟出尽，研

细，以汤浸蒸和丸如绿豆大。食前茶汤送下，大人二十粒，小儿四五粒，量虚实服之。

齁喘痰积方：凡天雨便发，坐卧不得，饮食不进，乃肺窍久积冷痰，遇阴气触动则发也。用后方一服即愈，服至七八次，即吐恶痰数升，药性亦随而出，即断根矣。

江西淡豆豉，一两，蒸，捣如泥。入砒霜末一钱，枯矾三钱，丸绿豆大。每用冷茶冷水送下七丸，甚者九丸，小儿五丸，即高枕仰卧，忌食热物等。以上二方体虚者千万忌用。

皂矾顶（稀涎散）

凡人猝中风，昏昏如醉，形体不收，或倒或不倒，或口角流涎，斯须不治，便成大病。此证风涎潮于上，致胸痹气不通，用此吐之。

皂荚末一两　生矾末五钱　腻粉五钱

水调一二钱，过咽即吐，用矾者，隔下涎也。

碧　霞　丹

凡中风痰厥，癫痫惊风，痰涎上壅，牙关紧闭，上视搐搦，并宜治之。

乌头尖　附子尖　蝎梢各七十个　石绿研几度飞过，十两

为末，面糊丸芡实大。每用一丸，薄荷汁半盏化下，更服温酒半合，须臾吐出痰涎为妙。小儿惊风，加白僵蚕等分。

庚生按　此方惟实症中痰中风，及大人食闭、小儿痰闭可用。石绿即是铜绿。

吐　蛊

人头面上有光，他人手近之如火炽者，此中蛊毒也。

蒜汁五钱，和酒服之，当吐出如蛇形。

倒顽痰法

治痰结胸中不能吐出，狂言如见鬼状，时发时止，气塞胸膛。

牛肉五斤，水二斗，煎汤饮之，至不可食而止。以鹅翎探吐，必吐至黄色顽痰而止。若不吐出，再饮之，必以吐尽为度。前病顿失，后以陈皮茯苓甘草白术汤徐徐饮之，平复如故。

庚生按　此即倒仓法，极妙极妥。惟吐后须调摄得宜。

阴　阳　汤

凡治上焦欲吐而不能吐者。

滚水凉水各一碗，加炒盐一撮，打百余下，起泡饮之，立吐而愈。

串　　药主下泻药也

牛　郎　串（遇仙丹）

治邪热上攻，痰涎壅滞，翻胃吐食，十膈五噎，酒积、虫积、血积、气积诸般痞积，疮热肿痛。或大小便不利，妇人女子面色萎黄，鬼胎癥瘕，误吞铜铁银物，皆治之。五更冷茶送下三钱，天明可看所下之物。此药有疾去疾，有虫去虫，不伤元气脏腑。小儿减半，孕妇忌服。

白牵牛头末四两五钱，炒半生　白槟榔一两　茵陈五钱　蓬术五钱，醋煮　三棱五钱，醋炙　牙皂五钱，去皮炙

上药为末，醋糊为丸，如绿豆大。依前数服行后，随以温粥补之，忌食他物。

榔　霜　串（必胜散）附漱齿方

治远年近患大麻风癞疮，三服即愈。

大黄五钱　槟榔五钱　白牵牛五钱　粉霜五分

各为细末，分作三服。用生姜四两绞汁，入砂糖半酒盏，水调匀，于晚间临睡，腹中稍空，卧床上服之。至三更，遍身手足俱麻木如针刺，头目齿缝俱痛，此药寻病之功。二便或青或白，或黑或黄，或红虫之类，此乃病根也。三十日内服药三次，渐痊，眉毛须发俱生，肌肤如旧。或齿缝出血，漱齿药列后。

漱齿药：贯众五钱，黄连五钱，为末，用水一盏，煎四五沸，入冰片少许，搅匀漱口。每日一服煎漱，忌食动风油腻之物，一月即愈。

黄　甲　串（偷刀散）

治横痃便毒，未成者内消，已成者脓从大便下。

大黄二钱　白芷二钱　穿山甲二钱

煅存性为末，每服三钱，空心酒送下。

无 极 丸

治男女诸病，妇人经血不通。赤白带下，崩漏不止，肠风下血，五淋，产后积血，癥瘕腹痛。男子五劳七伤，小儿骨蒸潮热，其效甚速。宜六癸日合。

大黄一斤，分作四分。一分用童便一碗，食盐二钱，浸一日切晒。一分用醇酒一碗，浸一日切晒，再以巴豆仁三十五粒，同豆炒黄，去豆不用。一分用红花四两，泡水一碗，浸一日切晒。一分用当归四两，入盐醋一碗，同浸一日，去当归，切晒。为末，蜜丸如桐子大，每服五十丸，空心温酒下。利下恶物为验，未下再服。

备 急 丸

治心腹诸疾，卒暴百病。

大黄　巴豆　干姜各一两

捣筛，蜜和为丸如小豆大，每服三丸。凡客中恶心，腹胀满痛如错刀，气急口噤卒死，以暖水或酒服之或灌之。不愈再服三丸，腹中自然鸣转，但吐即愈。若口已噤者，灌之即瘥。

乌 龙 串 （一粒金丹，又名捉虎丹）

专治风寒暑湿脚气，不问远年近日，一切走注，疼痛不可忍，临发时空心服一丸。赶到足面上赤肿痛不散，再服一丸。赶至脚心中，出黑汗乃除根。如痛在上，食后卧时酒送下，自然汗出定痛为验。中风瘫痪麻痹不仁，手足不能屈伸，偏枯，用酒下二丸。中风不醒人事，牙关不开，研一丸，酒调灌下亦验。

白胶香研　草乌去皮脐　五灵脂　土龙去土　木鳖子去油，各一两五钱　乳香　没药　当归各七钱五分　麝香二钱二分

京墨烧酒浸一钱五分，共为末，和匀，糯米粉为丸如芡实大，温酒研化一丸，神效。

轻　粉　串

治小儿吃泥。

轻粉一分，砂糖和丸如麻子大，空心米饮下一丸，良久泻去泥土即瘥。

犀　黄　串

辟瘴明目。

升麻　犀角　黄芩　朴硝　栀子　大黄各二两

豉二升，微熬同捣末，蜜丸如梧子大。觉四肢大热，大便闭结，即服三十丸，取微利为度。四肢小热，食后服三十丸，非但辟瘴，甚能明目。

天 一 水 串

韩飞霞制。通利水道。按：方内需用人参，如无，以高丽参代之，或真潞党参亦可。

灯心一斤。米粉浆染晒干，研末入水澄去粉，取浮者晒干，二两五钱赤白茯苓去皮，五两　滑石水飞，五两　猪苓二两　泽泻三两人参一斤，切片熬膏

和药丸如龙眼核大，朱砂为衣。每服一丸，随症用引，调服。本天一生水之妙，故治病以水道通利为捷径也。亦治难产不下者。

牵　牛　串

治男妇五般积气成聚。

黑牵牛一斤，生捣末八两，余渣以新瓦炒香再捣，取四两，蜜丸如梧子大。至重者三十五丸，陈皮生姜煎汤，卧时服。半夜未动，再服三十丸，当下积聚之物。寻常行气，每服十丸。虚者慎用。

禹功散

治诸水饮病。

黑牵牛头末四两　茴香一两，炒

为末，每服一二钱，以生姜自然汁调下，则气利而饮自消。若虚者宜审慎用之。

双牛串济世散

治一切痈疽发背，无名肿毒，年少气壮者。

黑白牵牛各一两，布包捶碎，以好醋一碗，熬至八分，露一夜。次日五更温服，以大便出脓血为妙。

治痘疮黑靥

按：痘疮黑靥用狗蝇七枚，狗身上跳飞者，夏月极多，冬则藏狗耳中，宜预收备用。擂细和焙，酒少许调服。黄退庵先生《橘旁杂论》极言其效。黄乃嘉善名医也。

五香串

治腹心气胁痞积，一切痛症，立效。

沉香　丁香　木香　檀香　乳香去油　巴豆霜各三钱
大黄　甘草　郁金　苍术　五灵脂　陈皮　厚朴　雄黄各五钱　豆蔻肉六钱

上药共研末，醋糊丸如桐子大，朱砂二钱为衣。每服五丸，重者七丸、九丸，或至十一丸。空心热酒送下。忌生冷油腻，气虚之人及孕妇忌服。

车 螯 串（名转毒散）

治发背痈疽，不问深浅大小，利去病根，则免传变。

车螯即昌蛾背紫光厚者，以盐泥固济煅赤出火毒，一两　生甘草末一钱五分　轻粉五分

为末，每四钱用栝楼一个，酒二盏，煎一盏调服。五更转下恶物为度，未下再服，甚者不过二服。

又方

车螯四个，黄泥固济，煅赤出毒，研末，灯心三十茎，栝楼一个取仁炒香，甘草节炒二钱，通作一服。将三味入酒二碗，煎半碗，去滓入蜂蜜一匙，调车螯末二钱，腻粉少许，空心温服，下恶涎毒为度。

八 宝 串（消臌至神汤）

臌胀经年而不死，必非水臌，乃气臌、血臌、食臌、虫臌也，但得小便利，而胃口开者，俱可治。

茯苓五两　人参一两　雷丸三钱　甘草二钱　萝卜子一两白术五钱　大黄一两　附子一钱

水十碗煎成二碗，早晨服一碗，必腹内雷鸣，少顷下恶物满桶，急倾去，另换一桶。再以第二碗服之，必又大泻，至黄昏而止。以淡米汤饮之，不再泻矣。然病人惫乏已甚，急服后方，以调理之。

人参一钱　茯苓五钱　薏仁一两　山药四钱　陈皮五分白芥子一钱

水煎服，一剂即愈。忌食盐一月，犯则无生机矣。

先须再三叮嘱，然后用药治之。

庚生按　此方出《石室秘录》，又见于《观聚方要补》，予尝试之，极有效。《观聚方》茯苓用五两，宜从之，此物淡而无味也。《观聚方》陈皮用五分，宜从之，否则太嫌破气矣。

泻腋气

精猪肉二大片，以甘遂末二两拌之。夹腋下至天明，以生甘草一两煎汤饮之，良久泻出秽物，须埋于荒野处，恐秽气传染。于是三五次即愈，虚弱者间日为之。

腹胁痞块

雄黄一两　白矾一两

为末，面糊调膏摊贴。未效再贴，数月必愈。

发背初起

疑似者，以秦艽、牛乳煎服，得快利三五行即愈。

逐黄散

治小儿黄疸，眼黄脾热。

瓜蒌焙干，每服一钱，水半升，煎七分，卧时服。五更泻下黄物，立愈。

绞肠痧

马粪一两炒黑，入黄土一撮微炒，黄酒乘热服五钱，即痛去如失。非吐即泻，气一通而痛辄定矣。按：此方兼治霍乱，奏效甚神，滚水亦可调服，不必定用黄酒也。

单方总治门

暖益腰膝

硫黄半斤，桑柴灰五斗，淋取汁，煮三周时，以铁匙抄于火上，试之，伏火即止。候干，以大火煅之。如未伏，更煮，以伏为度。煅好，研末穿地坑一尺二寸，投水于中，待水清，取和硫黄末，锅内煎如膏，铁匙抄出。细研饭丸，如麻子大，每空心盐汤服十丸，极有效验。

都　梁　丸

治头风，眩晕，女人胎前、产后伤风头痛，皆效。

香白芷一味，洗晒为末，蜜丸，如弹子大，每嚼一丸，以清茶或荆芥汤化下。

白　虎　丹

专治痧症。初觉头疼，恶心，遍身腰腹作痛，不思饮食，即进一服。当时青筋血散，若过三五日青筋已老，多服方效。

南方痧气，北方青筋，此药兼能顺气下血，化痰消滞。又治心腹痛，崩漏带下，久患赤白痢疾，打扑内伤，血不能散，或因气恼致病，服之神效。

千年石灰洗净，刮去垢，为末，水飞过，晒干，丸如梧子大。每服五十丸，以病之轻重加减，烧酒送下。

按：此方见《万病回春》，屡用获效。但石灰慎勿用新者。

卷　四

单方内治门

金　粟　丸

治久嗽暴嗽。

雄黄一斤，研末，用泥固济，令干，水调赤石脂，封口，更以泥封，待干架在地上，用炭火十斤，簇煅。候火消三分之一，去火待冷，取出如镜面光明红色，在磁钵内细研，蒸饼丸如米大。每服三丸或五丸，以甘草汤吞服，服后稍睡，良久即愈。

庚生按　此方似太猛峻，用时须审病人虚实为妥。予尝以一方治久嗽颇效，方附后：香橼一枚，去核切片，以清酒同捣烂，入砂罐，文火徐徐煮之，自黄昏至五更为度。用蜜拌匀，唤醒病人，嘱其用匙挑服，服毕再睡片时，一次即愈。又方：向南柔桑枝一束，折寸断，纳砂罐中，入水五碗，煎至一碗，饮之亦效。

仙　传　膏

专治血症。

剪草一斤，洗净晒干为末，入生蜜二斤，和为膏，以器盛之，不得犯铁器。每日蒸晒一次，九蒸九晒乃止。病人于五更时面东坐，不得语言，以匙抄药四匙食之，良久以稀粟米饮压之。药宜冷服，米饮亦勿大热，服后或吐或呕，均不妨。久病损肺咯血，一服即愈。寻常嗽血妄行，每服一匙可也，此药绝妙。

　　庚生按　此许学士方也，专治劳瘵吐血肺损及血妄行等症。许公盛推其妙，称为神授云。剪草疑即茜草，《本草》虽载其名，只云生山泽间，苦凉无毒，未明形状。《本事方》谓剪草如茜草，婺州台州皆有之，人鲜知者，细绎方意，盖即蒐茹也。沈金鳌云：剪草止血，茜草行血。近时药肆亦不知此品。

青 藤 膏

治一切风疾。

青藤出安徽太平荻港者上，二三月采之。不拘多少，入釜内微火熬七日后成膏，藏瓷器中。用时先备梳三五把，量人虚实以酒服一茶匙后，将病人身上拍一下，即遍身发痒不可当，急以梳梳之，痒止，即饮冷水一口便解，风病皆愈，须避风数日。

　　庚生按　青藤本名青风藤，生台州山中。其苗蔓生木上，四时常青，主治风疾，兼治风湿流注，历节鹤膝，麻痹瘙痒，损伤疮肿等症。此方见《集简方》。

鸡 子 饮

治狂走伤寒。

出过小鸡蛋壳，泡汤服，即睡。

白虎历节风

感风湿而成。遍身掣肘疼痛，足不能履也，百药不效，身体羸瘦。

木通二两切细，取长流水煎汁服之。后一时许，周身发痒，或发红点，勿惧，上下出汗即愈。

干 血 劳

过三年者不治。

白鸽一只去肠净，入血竭一两。二年者二两，三年者三两。以针线缝住，用无灰酒煮数沸，令病人食之，瘀血即行。如心中恍乱者，食白煮肉一块即止。

治 大 风

此恶疾势不可救者，用此药治之。

皂角刺二斤，洗净，研为粗末，蒸一二次晒干，再研细浓煎，加大黄一钱，调白滚汤服，须发再生。

疟 疾

不拘远近。

鲫鱼草带根七个，好酒煮透，露一宿，次晨复热透，向东服，两剂即愈。

又方

薏仁一两，好酒半壶，同煮露一宿，次晨热透，去薏仁饮酒神效。

猝 心 痛 附阴毒腹痛方

牙关紧闭欲死者。

葱白五茎，去皮须捣汁，以匙送入咽中，再灌麻油四两，但得下咽即苏。少顷虫积皆化为黄水而下，永不再发。

庚生附厥逆腹痛方：<small>此症阴毒伤寒及时症常有之</small>

鸡子七枚连壳煮熟，去壳对切开，覆脐眼上，稍冷即换，七枚遍覆，阴气尽收入鸡子内，即愈。

心　疼

香樟树皮刮去面上黑黄，用第二层皮捣碎煎汤，服即止，永不再发。

庚生按　心痛之症，世不多见，实乃胃气痛耳。莫氏一方治胃气痛颇验方：用艾叶十片，揉碎在铜器内，微火炒黄，将盐卤二钱拌入炒干，取出研细末，用烧酒一杯送服，俟腹内作响，或降气或吐清水即愈。戒食茶水油腻数日，逢初二、十六再进一服，淡盐汤下，永不发矣。此方平淡而有效，惟须临时修合，并不得令妇女鸡犬见之。

腰 脚 疼 痛

扫帚子三钱，炒黄研末，用黄酒冲服，即止。

筋 骨 疼 痛

如夹板状不可忍者。

骡子修下蹄爪甲，烧灰存性，研末，或黄酒或滚汤调服，立愈。

水　肿

田螺不拘多少，漂净加香油一盏于水内，其涎自然吐出。取涎晒干，为末，每服不过三分，酒调下。水自小便下，气自大便出，肿即消散。再服养脾肾之药即愈。

庚生按   水肿用前方治之，内有积热者为最宜。忆香祖笔记中载一方颇简便，予曾试用有效。方用老丝瓜络三条去子剪碎，巴豆四十九粒去壳，将巴豆和丝瓜络同炒，俟巴豆深黄色，去巴豆入黄米三合，同丝瓜络同炒至米黄为度。取米研粉为丸，如梧子大，每服三十粒，用薏仁汤下，神效。

哮　喘

鸽粪，用瓦烧红，将鸽粪放上，自然成灰，研细末，好酒下，立止。

又方

僵蚕七条，焙黄为末，米汤或茶酒下。

庚生按   治哮喘用圆明散得效甚捷：方用瓜蒌二枚，每个上开一孔，入明矾如蚕豆大五粒，盖好，在瓦上煅存性，研末，以熟萝卜同食之，药尽病除。又孟河马氏治吼喘秘方亦奇验：方用白果十一枚炒香，黄芩五分，杏仁一钱，麻黄一钱五分，苏子一钱，法半夏、款冬花、桑白皮各一钱，甘草五分，煎服。

痰 饮 吐 水

赤石脂一斤，捣筛，日服方寸匕，酒饮加至三匕，服尽一斤，终身不吐，又不下痢，能补五脏，令人肥健。有人患痰饮，服诸药不效，服此遂愈。

酒　积

年久者饮酒即痛及吐。

桃奴不拘多少，为末，酒服三钱，其效如神。

酒积酒毒

天南星—斤，土坑烧赤，沃酒一斗入坑，放南星，盆覆泥固济，一夜取出，酒和水洗净，切片焙干为末，入朱砂一两，姜汁面糊丸如梧子大，每服五十丸，姜汤下。

积块黄肿

年久砂锅研末，水飞过作丸，每酒服五钱。

风眼赤烂

明净皮硝一盏，水三碗，煎融露一宿，滤净澄清，朝夕洗目，三日红即消散，虽年久亦愈。

洗眼中星

白蒺藜三钱，水煎洗之，三日即无星。

附方：目中起星，以人乳磨山茨菇汁滴目中，日三四次即退。

红　眼

荸荠汁涂上即愈。

痘入目中

猪血点之即不生翳。或以鳝鱼尾血点之即移开。

睡起目赤

生地黄汁浸粳米半升晒干，三浸三晒，以米煮粥食一盏，数日即愈，以其能清血热也。

目 生 翳 膜

细料白瓷盅一个，大火煅过，研极细末，筛过，加雄黄二分，为末，早晚各点少许，不可多用，以角簪拨出翳膜为妙。若红肿，用人指甲末点四角即愈。

庚生按　去翳用白瓷盅须择旧碎瓷，如哥窑、白定粉、澄明建等瓷用之方可，且须细研细筛，用水飞过，研至无声为妙，一或不慎，无益有损，新者万不可用。

附：去赤翳方

田螺一枚，去黡，以川连细末掺入，露一宿，早晨取化出之水点之，即退。

喉　　风

木鳖用碗片刮去皮毛，取仁切薄片，浸冷水内三时许，撬开病人口，连水滴下，润至喉间，立时见效。

惊 气 失 音

密陀僧末一匕，茶调服即愈。

咽 中 结 块

不通水米，危困欲死。

百草霜蜜丸，如芡实大，用新汲水化一丸灌下，甚者不过二丸，名百灵丸。

小 儿 舌 膜

初生小儿有白膜，皮裹舌尖或遍舌根，急以指甲刮破，令出血，以烧矾末如绿豆大敷之。若不刮去白膜必哑。

鼻血不止

蒜一枚去皮捣如泥，作饼子如钱大。左鼻出血贴左足心，右鼻出血贴右足心，两鼻俱出俱贴之，立瘥。

鼻中肉坠

藕节有须处，烧灰存性为末，吹患处。此方见《养生经验合集》。

喷 嚏 丸

治中风不语、尸厥等症，中恶、中鬼俱妙。

生半夏三钱，为末，水丸如黄豆大，塞鼻孔中必喷嚏。如不止，以凉水饮之，立止。

庚生按　此方兼治五绝、中痰等症，半夏以研细末吹入鼻中为宜。盖为丸塞鼻，每致闭气，反为害矣。或临用时以水为丸，庶无干硬闭窍之弊。

灌 鼻 出 涎

治远近风痫，心恙风狂，中风涎潮，牙关不开，破伤风搐者。用肥皂角一斤，去皮弦子，切碎，以酸浆水浸，春秋三四日，夏一二日，冬七日。揉捞去滓，将汁入银器或砂锅慢火熬透，以槐柳枝搅成膏，取出摊厚纸阴干收贮。用时取手掌大一片，温水化在碗内，灌入病人鼻孔内，良久涎出为验。如欲涎止，服温盐汤一二口即止。忌食鸡鱼生冷湿面等物。

耳 　 鸣

生地黄切断，纸包火煨，塞耳数次，即愈。

耳内肿痛

瓦松捣汁灌之。

风热牙痛 （紫金散）

治一切牙痛，去口气，大效。

大黄烧存性为末，早晨揩牙漱口。

痧胀腹痛

凡夏月多患此症，面色紫赤，腹痛难忍，如饮热汤便不可救，即温汤亦忌服。如遇此症，速以生黄豆咀嚼咽下，立刻止痛。平常食生豆最引恶心，止有痧胀人食之，反觉甘甜，不知生腥气。此方既可疗病，且可辨症，真奇方也。

暑天怕风

鹅不食草阴干，用好烧酒浸一宿，干后再浸，如此七次。若右边痛，将草塞右鼻，左痛塞左鼻。约一时许鼻流冷水即愈。

痞　块

八月白露后，收糯稻上露，晚间服二次，即消。

治痞积

陈核桃烧灰存性。如患痞者，小儿每岁服一厘，十岁以上只可服一分，不得多服，大人亦只服一分。滚汤调服。须秤准分两，不可多少。服至二三日，便泻黑粪，十日以后必出鼻血一次，患者勿惧，此是药验也。必待黑粪变为黄粪，痞渐消散，然后停药。此方百发百中。

庚生按　痞积症小儿为多。此方初起为宜，如日久者，不若华阴李孝廉方为妥善。予尝试验，屡有奇效。

方用大枣百枚去核，以生军切如枣核大，塞于枣内，用面裹好煨熟，捣为丸如蚕豆大，每服七丸，日再服，神效。

盗　　汗

五倍子去蛀末，炙干研末。男用女唾，女用男唾，调糊填脐中，外用旧膏药贴之，勿令泄气，两次即愈。

庚生按　盗汗用此方极灵验，且有益无损。予尝加入龙骨等分同研，如法用之，并可治梦遗滑精等症，神效非常。

消 渴 饮 水

密陀僧二两，研末汤浸，蒸饼丸如梧子大，浓煎蚕茧盐汤，或茹根汤，或酒下一日五丸，日增五丸至三十丸止，不可多服。五六服后，以见水恶心为度。恶心时以干物压之自定，此方甚奇。

白　　浊

羊角火煅，刮灰末三钱，酒下立除。

止 呃 逆

刀豆子烧存性，白汤调服，立止。

变 通 丸

治赤白痢，日夜无度及肠风下血。

黄连二两，吴茱萸二两，汤泡七次，同炒拣出，各自为末，粟米饭丸如梧子大，分贮，每服三十丸。赤痢用黄连丸十五粒，甘草汤下；白痢用茱萸丸十五粒，干姜汤下；赤白痢各用十五丸，米汤下。按：白痢未必皆寒，干姜宜酌用。

治痢初起

不问男妇、室女、妊娠、小儿，皆治之。

白萝卜二三斤，洗净连皮放石臼内，捣碎绞取浓汁。如十岁以内小儿，每日吃一饭碗，大人每日吃二三饭碗，俱要吃冷不见火。忌荤腥杂味，并治疫痢如神。

庚生按　治痢用银花为炭，赤者白糖冲下三钱，白者赤糖冲下三钱，即止。

又方：赤痢以白鸡冠花，白痢以赤鸡冠花，烧灰存性，酒下神验。并治赤白淋。

血　崩

诸药不效，服此立止。

甜杏仁皮烧存性，为末，每服三钱，空心热酒调下。

庚生按　血崩一症极危极险。予尝治一老年妇人，骤然崩注，百药不效。偶检《药谱明疗》中载一方，用女贞子五钱，当归身三钱，北沙参三钱，新会皮二钱五分，莲肉五钱，丹参二钱五分，绵芪三钱，各为粗末。用小雌鸡一只，以粗麻线勒毙，去毛，并肠杂入药于鸡腹内，煮半周时，去药食鸡及汤。因尚平安，试之即止。其后屡用屡验。

梦　泄

紫花地丁草捣为膏，贴脐上，立止。

红白淋带

莲蓬三十个，连根连子取来。将十根连壳用水五碗煎三碗服之。不止，再服一剂。连服三剂，即除根。

庚生按　淋症方用冬瓜二三枚，每日煮食二三斤自愈，颇有奇功。如系血淋，用干柿饼烧存性研末，米饮下，亦神效。

乳汁不通

白蚕为末，酒服二钱，少顷以芝麻茶一盏投之，梳头数十遍，乳汁如泉也。

生　乳

产后无乳，用莴苣三五枝煎服，立下。

乌痧惊风

遍身都黑者，急推向下。

黄土一碗，捣末入陈醋一盅，炒热包定，熨之引下，至足刺破为妙。

急慢惊风

吊眼、撮口、搐搦不定。

代赭石火烧醋淬十次，细研水飞晒干。每服一钱或五分，金器煎汤调下，连服三剂。小儿足胫上有赤斑，即是惊风气已出，病即安也。无斑点者不可治。按：急惊风用青蒿梗中虫焙干研末，调灯心研末少许，服之极神效。慢惊风则当投温补者，此方宜酌用。

小儿舌笋

小儿不吃乳啼哭者，即看舌上起白泡一粒，名舌笋。如不治即死。

鲜生地取汁。如无生者，以干生地凉井水浸开，捣烂取汁。涂患处数次，立愈。

蚬 子 水

痘后以此水洗面，渐生肌肉，并无斑痕。用活蚬子不拘多少，以水养五日，每日取此水，常洗手面。

狐 臭

凤仙花不拘红白，捣成丸，挟腋下，待干再换，每日易三四次。二三日内腋下结有黑痣，以圹灰调水点去，永断根矣。

验 胎 方

经水三月不行，欲知是胎与否，以此验之。

川芎末一匙，用蕲艾煎汤，空心调服。腹内微动是胎，不动者非也。

神仙外应膏

治筋骨疼痛，手足拘挛。

川乌一斤为细末，隔年陈醋入砂锅内，慢火熬如酱色，敷患处。如病一年者，敷后一日必发痒，痒时令人将手轻拍，以不痒为度。先用升麻、皮硝、生姜煎汤洗之，然后上药，不可见风。

鼻 中 出 血

大蒜捣烂，贴足心，血止拭去。或用茅花三五钱，煎汤服。

庚生按 鼻血一症小儿为多，日久不愈，亦能损人。此二方只可暂止，未能去病。如用大红石榴花阴干，研末嗅之，亦愈。

稀痘神方

凡婴孩无论男女，用肥大光洁川楝子，一岁至三岁者七个，捣烂，用水三碗在新砂锅内煎浓，倾入盆内，避风处将新稀白布一方，蘸水自头至足遍身洗擦，不留余空。仍将布拭干，避风一刻。四五岁者用川楝子九个，水五碗。六七岁者用川楝子十五个，水七碗。八岁至十岁用川楝子二十个，水九碗。十一岁至十五岁用川楝子三十个，水十五碗，照前煎浓擦洗。捣烂时忌铁器，非但不出痘，并能免疮疖。如不信，或手或足留一处，将来出痘时必聚一块，此系神效仙方。洗时须择除日洗七次。如五月至八月初，内有七个除日，正在热天尤妙。

单方外治门

国老膏

治一切痈疽诸毒，预期服之，能消肿逐毒，使毒不内功，功效甚大。

大横纹粉草_{二斤捶碎}，河水浸一宿，揉取浓汁。再以蜜绢绞过，入银石器内，慢火熬成膏，以瓷罐收之。每服一二匙，无灰酒或白滚汤下。平日服丹药以致毒发者，亦可解。

乌 龙 膏

治一切痈疽发背、无名肿毒初发，焮热未破者，立效。

隔年小粉，愈久愈佳，以沙锅炒之。初炒如饧，久炒则干成黄黑色，俟冷定研末，陈米醋调糊熬如漆，瓷罐收之。用时摊纸上，剪孔贴之，患处觉冷疼痛亦即止。少顷觉微痒，听其干燥弗动，久则毒自消，药力尽自然脱落矣。

消 痈 酒

万州黄药子半斤，紧重者为上。如轻虚是他州所产，力薄，用须加倍。取无灰酒一斗，投药入中，固济瓶口，以糠火烧一周，时待酒冷乃开。时时饮一盏，不令绝酒气，经三五日后自消矣。

止 肿 毒

蓖麻仁捣敷即止。

恶疮疔毒

觅极大蜘蛛，其飞丝能过墙过檐者最妙。捣烂，以热酒冲服，毒气立消。

快 马 痈

山药磨沙糖水搽围即散。

寿 星 散

专治恶疮。痛不可当者，掺之不痛。不痛者知痛，大南星一味为末，如背疮大痛者，遍掺于上，即得安卧。不痛者掺之知痛，即可治也。

多 骨 痈

紫玉簪根捣烂敷上，其骨自出。

疔 疮

菊花叶捣烂取汁，入酒尽量饮醉，将渣敷患处，次日即愈。

起杖疮疔皮

羊粪烧灰，香油调敷疔上，以腊油膏药盖之，一二日即下。

横痃便毒

鸡子一个，头上打一小孔，将红娘子六个装入内，用草纸包鸡子，慢火煨熟，去红娘子，止食鸡子，酒送下。

一切痈疽

赤小豆四十九粒为末，用水调涂，无不愈者。但其性黏，干则难捣，入苎根末少许，则不黏矣。此法尤佳。

脱 疽

此症发于脚趾，渐上至膝，色黑，痛不可忍，逐节脱落而死。亦有发于手上者。

土蜂窠研细，用陈醋调搽，应手而愈。

指生天蛇

鸡子开一孔，将指套入内，待蛋化水，又换一个，如此三枚而已。天蛇痛臭甚者，黑豆生研末，入壳内笼之。

诸疮胬肉

如蛇出数寸者。

硫黄末一两，肉上敷之，即缩。

棉花疮

逼蛇草叶捣汁，用好酒冲服，将药渣敷疮上，即消。

痈肿无头

黄葵花子研末，酒冲服，一粒则一头破，两粒则两头破，神效异常。

消瘤

极细铁屑，醋拌，放铜杓内煅干，再拌。如此三次，研细，再用醋调敷，觉患处不甚适意，过一宿剥去再敷，以平为度。

腋下瘿瘤

长柄葫芦烧存性，研末搽之，以消为度。

头疮生蛆

以刀刺破疮，挤丝瓜叶汁搽之，蛆出尽，便绝根矣。

乳痈

佛手、山药捣敷患处，但围四周露出头，次日即出脓消去，最验。

又方名一醉消：石膏煅红，出火毒，研细。每服三钱，温酒下，尽醉为度。睡觉再进一服。

庚生按　一醉消方须量人虚实用之，不可轻投。予尝以杨氏秘方试之，甚效较此稳妥也。方用泥鳅一尾，捣极烂，入生豆浆搅匀，涂敷患处即消。此方兼治肿毒初起。

乳头裂破

秋月冷露茄子裂开者，阴干，烧存性，研末，水调涂之，即愈。

庚生按　此方极神验。

瘰疽毒疮

肉中忽生黯子，如粟豆大者，如梅李或赤或黑，或青或白，其中有核，核有深根，紫黑色，能烂筋骨，毒入脏腑即死。宜灸黯上百壮，以酸模叶敷其四面，防其长也。内服葵根汁，其毒自愈。酸模叶平地亦有，根叶花形同羊蹄，但叶小，味酸为异，其根赤黄色。

甲疽延烂

疮肿黄水浸淫相染，五指俱烂，渐上至腿脚，泡浆四起，如火烧疮，日夜怪憎，医不能疗。

绿矾石五两，烧研末，色如黄丹，收之。每以盐汤洗拭，用药末厚敷之。再以软帛暖裹，当日即脓断疮干。每日一遍，用盐汤洗濯，有脓处务使洗净，敷药，其结痂处不须近。但有急痛者涂酥少许令润，五日即觉痂起，依前洗敷十日。痂渐剥尽，软处或更生白脓泡，即擦破敷之，自瘥，神效。

鹅掌风

香樟木打碎煎汤，每日早晚温洗三次，即愈。

腿臂湾生疮

痛痒经久不愈。

多年风窗上蠹壳，烧灰，以腌猪油同捣如泥，涂之经宿即愈。

散　　毒

围诸般肿毒。

柳枝尖头十数斤，入锅内熬膏，如炒糖样。加蜜半斤熬收，以瓷器贮用。

洗癞头方

蜗牛数十条洗之，二次即愈。此方神妙。

庚生按　癞头用蜗牛洗固有效，然不及用壳虾白糖同捣烂，于薙头后敷之神验。但敷后痒不可当，切不可搔，待其结痂自落即痊。如或未净，再敷一二次，无不痊也。历试多人皆验。

痰　　核

整五倍子入砂锅，炒黄为末，以好醋调膏，摊贴患处，易六七次即愈。不论新旧俱验。

咽舌生疮

吴茱萸末醋调，贴两足心，过夜即愈。盖引热下行也。

喉　　鹅

人已气绝，心头微热者，药入口听有声，能下咽，无不活。

冬月取母猪粪放在屋上，日晒夜露七八日，用炭火煅至烟尽为度。以水调和，徐徐灌之。此须平日收贮，急切岂能待七八日耶？

跌 打 损 伤

苍蝇老虎数个，捣烂，好酒冲服，即愈。

庚生尝得一方于江湖卖艺者，试之颇效：方用玫瑰花四十九朵，黄菊花四十九朵，红月季花七朵，土鳖虫七枚，共研细末，用童便分三次冲服。更以野菊花根叶捣烂敷之。又方：用大魁栗研细末，干敷或嚼烂敷之，亦愈。

金 疮

兼治无名肿毒。

圆眼核不拘多少，用火炙枯存性，研末掺之，即愈。如治无名肿毒，用冷水调涂亦妙。

撷 扑 欲 死

一切伤损，从高坠下，及木石所砟，堕马翻车，瘀血凝滞，气绝欲死者。

净土五升，蒸热，以红布重裹，作二包，替换熨之，勿过热，恐伤皮肉，痛止则已。

金 刃 不 出

入骨缝中者。

半夏、白蔹等分为末，酒服方寸匕，日三服，至二十日自出。

被 砍 断 筋

旋覆花根捣汁，滴患处，仍以滓敷之。日三易，半月后断筋能续。

乳　岩

硬如石者。

槐花炒黄为末，黄酒冲服三钱，即消。

此病乳中先生硬块，初起大如豆，渐大如鸡卵，七八年后方破烂。一破之后，即不可治矣。宜服后方。

生蟹壳数十枚，放砂锅内焙焦，研细末，每服二钱，陈酒冲服，不可间断。

庚生按　蟹壳方颇有效，惟不宜多服。多则每至头昏作呕，不可不知。且蟹壳及蟹爪最能堕胎，有娠者慎勿误投。尝见吾师马培之先生治此症，每以逍遥散为主，量为加减，应手辄愈。盖乳头属肝，乳房属胃，此症之成，胥由二经致疾耳。杭妇郑姓者患此症，后得一方，服之奇验。方用龟板数枚，炙黄研细，以黑枣肉捣和成丸，每服三钱，以金橘叶煎汤下。

火　烧　疮

贯众煅灰，香油调涂之，立刻止痛。

火　烧　烂

此症切不可浸冷水中，致热毒内攻，必烂至骨。好酒十二斤，倾入浴缸内，略温，令患者坐酒中浸之，虽极重亦不死。

火燎油浇伤

痛不可忍者。

好酒一盅，鸡子清三个，搅匀入温汤内顿热，搅如稀糊，候冷用软笔刷患处。半日觉痒，痒后即以杨梅树皮炙存性为细末，香油调敷。

庚生按　火烧伤方颇多，旧有极验二方附于下。敷药方：用陈年小粉炒黑色收好，临时以筛极细敷患处。如皮已破烂，即干掺之，如尚未破，用陈菜油调涂，立刻止痛。此西人方也，屡试神验。汤药方：用生大黄五钱，当归四两，荆芥三钱炒，生甘草五钱，黄芩三钱，防风三钱，绵芪三两，茯苓三两，用水三碗，煎至一碗，温服。不可改动分量。此方实有起死回生之功。

汤 火 伤

秋葵花瓣不拘多少，真菜油调和如厚糊，装入瓶内收贮。次年花瓣腐烂，即可敷用，愈陈愈妙。按：此方用麻油浸尤妙。如无此药，用地榆末麻油调涂亦妙。火伤毁肢体者，以鸡蛋煮熟，去白用黄，入猪油去膜，比鸡蛋黄稍多，同捣烂敷之，神效。此临海良医许秀山所传秘方也。

庚生按　此方屡经试验，极效。

癣

身面上如钱大者，擦之如神。

巴豆五六个，去皮打碎，包绢内擦之，好肉上不可擦。

水 肿 脚 气

未全消者。

甘遂末涂腹，绕脐令满。内服甘草水，其肿便去。

庚生按　水肿脚气一症，即俗所称大脚风沙木骽是也。水乡农人多患之。一肿不消，与寻常脚气发过即消者迥别。此因伤络瘀凝，气阻风湿，热邪夹杂留恋，日久不出，致成此恙。故病初起，必胯间结核而痛，憎寒壮热，渐而下行，至足即肿胀木硬，终身不便，诚可悯也。尝见赵晴初先生《存存斋医话》载一方颇效，予屡试之有验，因录于下。葱白杵烂和蜜，罨胯核痛处。再以海蛰、荸荠同煎，至海蛰化尽，取汤吞服当归龙荟丸三钱，此丸药肆中有合成者。即能消散。若年久者，以黄药八两另研末，海蛰八两勿漂，煎汤加葱须自然汁和匀，丸绿豆大，每日茅根汤送服三钱。外用杉木刨花煎汤，入皮硝一两频洗，更以蓝布浸盐卤束之，无不愈者。并治鹅掌风及脚气，一切甚效。

口吻生疮

砂仁壳煅，研末抹之，即愈。

一　抹　膏

治烂弦风眼。

真麻油浸原蚕沙三日，研细，以篦子涂患处。不问新旧，隔宿即愈。

肛门痔痛

木鳖仁带润者雌雄各五个，研细作七丸，用碗覆湿处勿令干。每一丸以唾化开，贴痔上痛即止，一夜一丸自消。

庚生按　木鳖有番鳖无壳、土鳖有壳之分，此宜用番鳖。痔疮症既不一，方亦极伙。予尝试验一方，颇平善有功,附录于后:先以甘草汤将痔洗净,后用五倍子七枚,荔枝草二两,砂锅煎水薰洗之,即愈。荔枝草一名癞虾蟆草,四季皆有,面青背白,麻纹累累,奇臭者是。

疔疮走黄

陈年苔菜研末敷上,即消肿收口而愈。试过无不效者。按:疔疮走黄,急取芭蕉根捣汁灌之,亦效。

发背阴毒

不焮肿者是。

雄鸡冠尖剪开少许,悬脚向下,滴血疮上,血尽再换。不过五六鸡,止痛消毒,不数日自愈。

项下气瘿

自然铜贮水瓮中,逐日饮食皆用此水,其瘿自消。

单方杂治门

误吞铜钱

古文钱十个,白梅肉十个,淹过即捣烂,和丸如绿豆大,每服一丸,流水吞下即吐出。

又误吞铜钱及金银,用羊胫骨灰三钱,米汤调下。次早由大便解出。庚按:误吞铜铁,不若用松木炭研末,饴糖调服,虽金银亦能出,惟宜多服。

拔白换黑

老姜刮取皮一大升,于久用油腻锅内不须洗刷,固济勿令通气。令精细人守之,文武火煎之,不得急火,自旦至夕即成矣。研末，拔白后，先以小簪点麻子大入孔中。或先点须下，然后拔之，以指捻入。三日后当生黑者。

竹木刺眼

白头颈蚯蚓掐断，滴血入眼，刺即出。

临杖预服

无名异末，临时温服三五钱，受杖不甚痛，亦不甚伤。

食　生　米

男子妇人因食生熟物，留滞肠胃，遂生虫，久则好食生米，否则终日不乐，憔悴萎黄，不思饮食。

苍术用米泔水浸一宿，锉焙为末，蒸饼丸桐子大。每服五十丸，米饮下，日三服，即愈。

齿　　黄

糯米糖烧取白灰，旦旦擦之，黄色自退。

飞　丝　入　眼

京墨点眼，以灯草拨去。若入口，以紫苏叶细嚼，白滚汤送下。又荷花缸内细泥汁点之，即刻消愈。

小儿初生无皮

因受胎未得土气也。

车辇土研敷之，三日后生肤。又方：米粉用绢袋包好，扑小儿周身，亦甚验，以其得谷气也。

固　齿　灰

腊月腌猪羊骨，煅灰研细末，每晨擦牙，不可间断。至老其效益彰，头上齿骨尤佳。

秃鬓发稀

川椒四两酒浸，日日搽之，自然长出。

小儿鳞体

皮肤如蛇皮鳞甲之状。由气血痞涩，亦曰胎垢。
白僵蚕去嘴，为末，煎浴之。如蛇蜕去，便愈。

儿阴被蚓吹肿

雄鸭涎抹之即消。

猘犬咬伤

猘犬咬伤，若不医治，每致害命。急于无风处，以冷水洗净。即服韭汁一碗，隔七日又一碗，四十九日共服七碗。百日内忌食酸咸，一年内忌食鱼腥，终身忌食狗肉，方得保全，否则十有九死。

庚生按　猘犬咬伤极危险，此方颇平妥，可用。又孟河马氏一方，用万年青根一二斤，打汁温服勿炖热以微温为妙一二碗。将渣敷于咬处，扎好勿令脱落。次日再照式敷服一次。虽癫狗咬后，日久目红音嘶，不知人事者，三五服自愈。若平常狗咬，只须二三两，取汁温服一二次即愈。予曾试验极效，此方并治蛇咬。蛇咬犬咬均有牙垢毒气留于肉中，最好咬伤后，即刻用热小便洗之，万不可畏痛勿洗。且蛇咬更须细洗，防其断牙在内，如有断牙，须用物取出，更挤去恶血，用小便洗净，再用敷药。再古方书猘犬咬伤，每用斑蝥入药为丸为散，服之无益有损，万不可用，切记切记。

蛇虺咬伤

看伤处有窍是雄蛇，无窍是雌蛇。以针挑破伤处成窍，然后取野苎麻嫩头捣汁，和酒服二三盏，以药渣敷伤处，能令毒从窍中出。伤愈将渣弃水中，永不复发。

百脚咬伤

灯草烧灰，敷伤处即止痛。

蜈蚣咬伤

嚼香附涂之，立效。

庚生按　西人治蜈蚣咬，以白胡椒口嚼涂之，良已。

蝎毒螫伤

猫溺涂甚妙。用蒜片擦猫牙，溺即下。

毒蛇咬伤

急饮好醋一二碗，令毒气不随走。或饮香油一二盏，然后用药。须要将绳扎定伤处两头，次用白芷为末，白水调下半两许服之，顷刻咬处黄水出尽，肿消皮合而愈。

精清不孕

凡煮粥滚锅中，面上米沫浮面取起，加炼过盐少许，空心服下，其精自浓，即孕矣。

庚生按　此乃紫竹林秘传单方也。但须用粥油，并非初滚结聚之沫，乃粥将成时厚汁滚作一团者。袁了凡先生谓为米液，专能补精。《纲目拾遗》言其能实毛窍，滋阴之功胜于熟地。诚然诚然。

妇 人 乳 胀

用本妇梳上垢刮下为丸，滚水送下。

截　　溺

举子廷试用之。

临期用银杏五十枚，清晨煎汤饮之，便可终日不溺。

面 上 黑 气

半夏焙研末，米醋调敷，不可见风，不计遍数，从早至晚如此三日。皂角汤洗之，面莹如玉也。

舌　　肿

舌忽肿出口外，是受蜈蚣毒。

雄鸡血一小杯，浸之即缩。

误 吞 针 刺

田鸡睛一对，冷水囫囵吞之，其针两头穿珠，立刻吐出。如冬天无寻处，在桑树下，掘深三尺必有。

搽 鱼 骨 鲠

五日午时韭地上，面东不语，取蚯蚓粪泥藏之，圆如碎珠，粒粒成块为妙。遇鱼骨哽喉用此，少许擦咽喉外皮，即消。

单方奇病门

猴 子 疳

是症从肛门或阴囊边红晕烂起，渐至皮肤，不结靥，或眼稍口旁亦红。若不早治，必至烂死。凡见此症，切忌洗浴，只用软帛蘸甘草汤揩净，然后用药。虽蔓延遍身，可保立愈。此方极秘，已救人无算。

绿豆粉一两　漂朱一钱　冰片一分或二三分　轻粉一钱五分

为细末，将金汁调，鹅毛蘸敷。如无金汁，雪水亦可，或用灯心甘草汤亦可。

山 鞠 散

治妇人产后乳忽细长，小如肠垂过小肚，痛不可忍，名曰乳悬。

芎䓖、当归各一斤，以半斤锉散入瓦器内，用水煎浓，不拘多少频服。仍以一斤半锉块，于房内烧烟，令病人将鼻吸烟。如或未愈，再用黄芪八两煎服。如尚未缩上，再用冷水磨蓖麻子一粒，贴其顶心，片时后洗去，则全安矣。

产 后 肉 线

产后用力，产户垂出肉线，长三四尺，触之痛引心腹欲绝。用老姜连皮三斤，捣烂入麻油二斤，拌匀炒干。先以熟绢五尺折作方袋，令人轻轻盛起肉线，使之屈曲作团，纳入产户。乃以绢袋盛姜就近熏之，冷则更换。熏一日夜，缩入大半，二日尽入。外服补气血之剂。此乃魏夫人秘传怪病方也。但不可使肉线断，断则不可治矣。

庚生按　此症予尝见之。肉线长尺余，有如蛔虫，色白粗如灯心，触之掣痛。初未知此方，因以乳悬法治之，亦痊。以黄芪、川芎、当归各一斤，以半剂煎服，以半剂锉细烧烟熏之，令病人口鼻吸受药气、药烟为妙。

发瘕饮油

病发瘕者，欲得饮油。用油一斤，入香泽煎之，盛置病人头边，令香气入口鼻，疲极眠睡，虫当从口出。急以石灰粉手捉取，抽尽，即发瘕也。

又治胸喉间觉有瘕虫上下，常闻葱豉食香，此乃发瘕虫也。一日不食，开口而卧，以油煎葱豉令香，置口边，虫当出，以物引去之立愈。

又有饮油五升方快者，不尔则病，此是发瘕人于胃，气血聚之化为虫也。用雄黄半两为末，水调服之，虫自出也。

截肠怪病

大肠头出寸余，极痛苦。干则自落，又出，名为截肠病。若肠尽即不治。但初觉截时，用器盛芝麻油坐浸之，饮大麻子汁数升，即愈。

米瘕

有人好吃生米，久则成瘕，不得米则吐出清水，得米即止。米不消化，久亦毙人。

白米五合，鸡屎一升，同炒焦为末，水一升，顿服。少时吐出瘕如研米汁，或白沫淡水，乃愈也。

灸疮飞蝶

艾灸火疮，痂退落疮内，肉片飞如蝶形，腾空而去，痛不可言。是血肉俱热怪病也。

朴硝、大黄_{各五钱}，为末水调下，微利即愈。

伐 毛 丹

治鼻中毛出，昼夜可长一二寸，渐渐粗圆如绳，痛不可忍，摘去复生。此因食猪羊血过多所致。

乳香_{灯草拌炒}　硇砂_{各一两}，为末，饭丸如梧子大。每空心临卧各服十丸，滚水送下，自然退落。

庚生按　硇砂疑是硼砂之误。盖硇砂既猛且烈，能化血肉为水，即肆中伪充之盐硇，亦猛烈。盐苦，断不能用至如许之多，切宜加慎为是。

血 壅 怪 病

遍身忽然肉出如锥，既痒且痛，不能饮食，名曰血壅。不速治必溃。

鲜葱煎汤淋洗，再吃豆豉汤数盏，自安。

眉 毛 摇 动

目不能交睫，唤之不应，但能饮食。

蒜三两，杵汁调酒饮，即愈。

脐 虫

腹中如铁石，脐中水出，旋变作虫，行绕匝身，痒难忍，拨扫不尽。

苍术浓煎汤浴之，仍以苍术末、麝香少许，水调服。

筋 肉 化 虫

有虫如蟹走于皮下，作声如小儿啼，为筋肉之化。

雄黄、雷丸_{各一两}，为末，掺猪肉上，炙熟吃尽，自安。

热　毒

目赤鼻胀大喘，浑身出斑，毛发如针，乃因中热毒气结于下焦。

滑石、白矾各一两，为末作一服，水三碗，煎半碗，不住饮之。

虱　出

临卧浑身虱出，约至五升，随至血肉俱坏。每宿渐多，痛痒不可言状。惟吃水卧床，昼夜号哭，舌尖出血，身齿俱黑，唇动鼻开。连饮盐醋汤十数碗，即安。

病笑不休

食盐煅赤，研，入河水煎沸，啜之。探吐热痰数升，即愈。

灸疮出血

灸火至五壮，血出不止，遗尿手冷欲绝。

黄芩酒炒二钱，为末，酒服即止。

睛垂至鼻

人睛忽垂至鼻，如黑角色，痛不可忍。或时时大便血出作痛，名曰肝胀。

羌活煎汁，服数盏自愈。

离　魂

凡人自觉本形作两人，并行并卧，不辨真假者，此离魂病也。

辰砂、人参、茯苓各等分，浓煎日饮，真者气爽，假者化也。又倩女离魂汤：用人参、龙齿、赤茯苓各一钱，煎汤服。

大肠虫出不断

断之复生，行坐不得。

天名精五钱，为末水调服自愈。

气　奔

遍身皮肉内滚滚如波浪声，痒不可忍，抓之出血，谓之气奔。

苦杖、人参、青盐各二钱，细辛七分，水煎，缓缓饮尽便愈。

便 后 出 血

小便后出鲜血，数点而不疼，饮酒则甚。

镜面草捣汁入蜜少许，进两服即愈。

细 缊 结

疟后口鼻中气出，盘旋不散，凝如黑色，过十日渐至肩，与肉相连，坚胜金石，不能饮食。煎泽泻汤，日饮三盏，连服五日愈。

脉　溢

毛窍节次出血不止，皮胀如鼓，须臾目鼻口被气胀合，此名脉溢。

用生姜自然汁和水各半盏，服之即安。

寒　热

四肢坚如石，击之如钟磬声，日渐瘦削。用茱萸、木香等分，煎汤饮之，即愈。

头脑鸣响

状如虫蛀，名天白蚁。

茶子为末，吹鼻中立效。

荡秽散

妇人月事退出，作禽兽之形，欲来伤人。先将绵塞阴户，即顿服没药末一两，白滚汤调下，即愈。

烂豆生蛆

嫩柳叶铺席上卧之，蛆尽出而愈。

肉　坏

凡口鼻出腥臭水，以碗盛之，状如铁色，虾鱼走跃，捉之即化为水。此肉坏也，须多食鸡嗖，即愈。

石室秘方

凡人无故见鬼如三头六臂者，或如金甲神，或如断手无头死鬼，或五色之状者，皆心虚而祟凭之。

白术　苍术各三两　半夏　大戟　山茨菇各一两　天南星三钱　附子一钱

各为细末，加麝香一钱，为末，成饼子。凡遇此病，用一饼，姜汤化开饮之，吐顽痰碗许而愈。

活水止虱丹

凡人背脊裂开一缝，出虱千余，乃肾中有风，得阳气吹之，不觉破裂而虱现。

熟地三两　山茱萸三两　杜仲一两　白术五钱　防己一钱　稀莶草三钱

服二剂，虱尽死即愈。

又方：蓖麻子三粒，研成膏，用红枣三枚，捣为丸如弹子大，火烧之熏衣上，则虱死而缝合。

腹 中 生 蛇

此乃毒气化成，或感山岚水溢之气，或四时不正之气，或感尸气病气而成也。

雄黄一两　白芷五钱　生甘草二两

为末。端午日修合，丸如桐子大，粽子米和而丸之。饭前食之，饭后必痛，用力忍之，切不可饮水，一饮水则不效矣。

又方：白芷一味为丸，每日米饮送下五钱，亦愈。

杜 隙 汤

人足上忽有孔标血如一线者，此乃酒色不禁，恣意纵欲所致，流血不止即死。

米醋三升，煮滚，以两足浸之即止。后用人参一两，当归三两，炒为末，煎汤，以穿山甲末调之而饮，即不再发。

庚生按　此症世常有之，古方书亦有治法，盖即血箭是也。

化 痒 汤

肠胃中觉痒，而无处扒搔者，乃火郁结不散也。

天花粉　栀子炒　柴胡各三钱　白芍一两　甘草二钱

水煎服，即愈。

救割全生汤

凡人身先发痒，以锥刺之。再痒以刀割之，快甚。

少顷痒甚，刀割觉疼，必流血不已。

人参一两　当归二两　荆芥三钱

水煎服三剂，痛痒皆止。贫者无力买参，用黄芪二两代之。

体 中 蚓 鸣

凡人皮肤手足之间如蚯蚓唱歌者，乃水湿生虫也。

蚯蚓粪水调敷患处，即止。如再鸣，用白术五钱，薏仁、芡实各一两，生甘草三钱，黄芩二钱，附子三分，防风五分，水煎服，即愈。按：《验方新编》亦载此方。

臂 生 人 面

且能呼人姓名，乃冤结所成，亦奇病也。

人参半斤　贝母三两　白芥子三两　白术五两　生甘草青盐各三两　白矾　半夏各二两

上为末，米饭为丸，每早晚白滚汤送下五钱，自然渐小而愈。

舌 缩 入 喉

不能语言者，乃寒气结于胸腹。

附子一钱　人参三钱　白术五钱　肉桂一钱　干姜一钱

服之则舌自舒矣。

舌　　血

出如泉者，乃心火旺极，血不藏经也。

六味地黄汤加槐花三钱，饮之立愈。

庚生按　舌血用蒲黄掺之，亦效。

掌 高 一 寸

附子一个，煎汤以手渍之，至凉而止。如是者十日掌即平矣。

男 子 乳 肿

金银花　蒲公英各一两　天花粉　白芥子各五钱　白芍通草各三钱　木通　附子各一钱　柴胡二钱　炒栀子　茯苓各三钱

水煎服。

指 甲 尽 脱

不痛不痒，乃肾经火虚。又于行房之后，以凉水洗手，遂成此病。

六味汤加柴胡、白芍、骨碎补，服之立愈。

指 缝 出 虫

茯苓　当归　白芍　生甘草　白术各三钱　柴胡　人参　荆芥　川芎各一钱　熟地　薏苡　黄芪各五钱

水煎服。

粪 门 出 虫

粪门内拖出一条，伸缩如意，似乎蛇者。

当归　白芍各一两　枳壳　槟榔　大黄各一钱　地榆五钱　萝卜子二钱

水煎饭前服二剂，外用冰片点之。先用木耳一两煎洗，洗后将冰片一分研末而扫，扫尽即缩而愈，神验。

粪 门 生 虫

蛇床子　楝树根各三钱　生甘草一钱

上为末，以蜜煎成，搓为一条，塞入粪门，听其自化，即止痒而愈。

眼 内 肉 线

冰片　黄连　硼砂　甘草各一分

各为细末，用人乳调点一时，收入而愈。更用白芍五钱，柴胡、甘草各一钱，茯苓、白术、炒栀子各三钱，陈皮一钱，白芥子三钱，水煎服。

黄 雷 丸

人身忽长鳞甲于腹胁者，乃龙化人与妇人交即成此症。而男子与龙合亦间生鳞甲也。以速治为妙。

雷丸　大黄　白矾　铁衣　雄黄各三钱

上为末，枣肉为丸，酒送下三钱，立时便下，再服则鳞甲尽落矣。

手 皮 现 蛇

手皮上现蛇形一条，痛不可忍，以刀刺出血，如墨汁，用白芷为末，掺之少愈。如是三次化去，先刺头，后刺尾，不可乱也。

喉 中 物 行

人食生菜，有蜈蚣在叶上，误食之，乃生蜈蚣于胃口之上，入胃则胃痛，至喉则喉痛，饥则痛更甚。以雄鸡一只煮熟，五香调和，乘病人睡熟将置其口边，蜈蚣闻香味自然外走，立时拿住一条或数条，出尽自愈。再以生甘草三钱、薏仁、当归、黄芪各一两，茯苓三两，白芍五钱，荆芥一钱，陈皮一钱，防风五分，水煎服，十剂自愈。

蛇 虱

遍身风疹，疥丹之状，色白不痛而痒，搔之起白
泡，名曰蛇虱。

柏叶一味，煎水洗，内服苦参丸、蜡矾丸。

恶 肉 毒 疮

一女年十六岁，腕软处生核如黄豆大，半在肉中，
红紫色，痛甚，诸药不效。

水银四两，白棉纸二张，揉熟蘸水银擦之，三日自
落。

庚生按　此症屡曾见之，不独幼女，即少壮之人，
亦患之，妇女更多。手足皆有生者，诸医不识。予用刀
将核破出，其坚韧如牛筋，破出之后，用药收口，即了
无所苦。此症方书所无，予臆名之曰恶核，惜初不知有
此方，未尝试之。

浑 身 燎 泡

如棠梨状，每破则出水，内有石一片如指甲大，其
泡复生，抽尽肌肉即不可活。用荆三棱、蓬莪茂各五
两，为末，分作三服，酒调连进，自愈。

肉 锥 怪 疾

手足忽倒生肉刺，如锥痛不可忍。

食葵菜即愈。

足 钉 怪 疮

两足心凸肿，上生黑豆，疮硬如钉，胫骨生碎，孔
髓流出，身发寒颤，惟思饮酒。此是肝肾冷热相侵，用

炮川乌头末敷之，内服韭菜子汤，立效。

走皮趋疮

满颊满项浸淫湿烂，延及两耳，痒而出水，发歇不定，俗名悲羊疮。

凌霄花并叶煎汤，日日洗之，自愈。

热毒湿疮

遍身生疮，痛而不痒，手足尤甚，黏著衣被，晓夕不得睡。以菖蒲三斤，晒干为末，布席上卧之，仍以衣被覆之，既不黏衣，又复得睡。不过五日七日，其疮如失，神验。

咽喉怪症

咽喉生疮，层层如叠，不痛，日久有窍出臭气，废饮食，用臭橘叶煎汤，连服必愈。

血　　余

手十指节断坏，惟有筋连，虫出如灯心，长数尺，遍身绿毛，名曰血余。用赤茯苓、柴胡、黄连煎汤，饮之立愈。

猫眼睛疮

身面生疮，似猫儿眼，有光采无脓血，但痛痒不常，饮食减少，名曰寒疮。

多食鸡、鱼、葱、韭，自愈。

肉　　人

人顶生疮，五色，如樱桃状，破则自顶分裂，连皮剥脱至足，名曰肉人。多饮牛乳，自消。

唇疮生齿

有人唇上生疮，久则疮口生齿，乃七情忧郁，火动生齿，奇症也。

柴胡　白芍　当归　生地各三钱　川芎　黄芩　黄连各一钱　天花粉二钱　白果十个

水煎服。外用冰片一分，僵蚕末一钱，黄柏炒为末三钱，掺之立消。

祛 火 丹

脚板中色红如火，不可落地，终年不愈。

熟地三两　山茱萸　茯苓　甘菊花各五钱　牛膝　丹皮　泽泻　车前子各三钱　萆薢二钱　元参　沙参　麦冬钗石斛各一两

水煎服，十剂自消，二十剂全愈。须忌房事三月，否则再发，难治矣。

串 雅 外 编

清·赵学敏 著

李 佳 校 注

《串雅外编》目录

卷 一

禁 药 门

李子建杀鬼丸

辟瘟疫，杀一切鬼魅魍魉。

藜藿一两　虎头一两五钱　雄黄　鬼臼　天雄　皂荚　芜荑各五钱

上为末，蜜丸如皂子大。热病时气烧一丸安床头。

辟 疫

凡入瘟疫之家，以麻油涂鼻孔中，然后入病家去，则不相传染，既出，或以纸捻探鼻深入，令嚏之方为佳。

时 疫 大 行

自家水缸内，每早投黑豆一把，全家无恙。

截 疟

端午七姓人家粽尖独囊蒜七枚，雄黄三钱，巴霜一钱去油，捣为末，小丸，独用朱砂为衣。临发日，未来时棉裹塞鼻孔中，男左女右，过夜即止去药，或用膏药些须贴眉心，止即去之。

嫁腋气

枸桔树凿孔取汁一二碗，用青木香东桃西柳七姓妇人乳一处煎，一二沸，就热于五月五日鸡叫时洗了，将水放在十字路速回弗顾，即愈。只是他人先过者，必带去也。枸桔树即枳棋也。《卫生简易方》

香草散

截疟。

香附醋浸透，铜锅炒一两半。草乌面同炒去面，五钱为末。每用一分，临发时先时含舌上，滚汤下。老弱七八厘，小儿五厘，极重二服即愈。

断酒不饮

酒七升，朱砂半两，瓶浸紧封，安猪圈内，任猪摇动，七日取出，顿饮。

取蛇牙

蛇毒螫伤，牙入肉中，痛不可忍者，勿令人知，私以苘叶覆其上，穿处以物包之，一时折牙自出也。

禁蛙鸣

野菊花连梗叶为末，顺风撒去，其声即止。

又方

以牛膝涂纸置水中，亦不鸣。

猫鬼野道

相思子、蓖麻子、巴豆各一枚，朱砂末、蜡各四铢，合捣丸如麻子大，服之。即以灰围患人面前，著一斗灰火，吐药入火中，沸即画十字于火，其猫鬼者死也。

化 金 蚕

雷丸三钱为末，同白矾少许调匀。金蚕出现时，以末少许掺之，立时虫化为红水，如血蛊，神必震怒作祟。倘空中有声，即将药听其声响处洒去，神必大骂负心而去，永不再至矣。

辟 水 毒

蛇莓根捣末服之，并导下部，亦可饮汁一二升。夏月欲入水，先以少许投中流，更无所畏，又辟射工。家中以器贮水浴身，亦宜投少许。蛇莓地引细蔓，节节生根，每枝三叶，叶有齿刻，四五月间开小黄花，五出结实鲜红，状似覆盆子而面与蒂不同。

除 虫 蚁

惊蛰日用石灰糁门槛外，免虫蚁出。

禁 蝎 螫

咒曰：委传仙抈敕斩蚅蜥灭。如有蝎螫之人求治，于患处望而取气一口，默念七遍，怒著作法吹蝎处，其痛即止。用法之人忌五厌肉。

辟 蝇 蚊

楝树一枝，将酒糊涂之，悬挂空处，蝇飞不能走。收过二三次即无。放蝇必旷野，不可打死，诀曰：甘草藜芦楝子花，更兼一味夜明砂，每日清晨烧一撮，蝇蚊只在两临家。

禁 蚊

端午日取浮萍一把、闹羊花一把为末，清明日取鳖血和二味调匀，搽在房门上，则蚊虫一室俱无矣。

又

新造房屋内柱下四隅埋蒲扇，蚊永不入。

灭 虱 除 蚤

百部　水银　茶叶各一钱　黑枣三枚

上研和布包带身不生虱。

鸽粪　水龙骨　风茄花三朵

打和烧，臭虫绝根。

除花菜地不生虫

楝树根烧灰盛布袋，待露水湿，撒之即除。

驱　　蝇

腊月取鳜鱼一枚，悬厕上则无蝇。

又

腊月八日，悬猪脂于厕上则无蝇。

除蚤虱蛇虫诸毒

樟脑五钱　茅术　石菖蒲各三钱

上共为末，掺床褥间及壁角诸处则绝。

又

芥菜子　辣蓼　樟脑各一钱　烧烟熏之即除。

除 臭 虫

硫黄数钱为末，棉花子烧烟熏二三次即绝。

辟 痘 入 目

凡痘初起时，将独女胭脂揩眼眶，则痘不入目。一见痘时，牛蒡子不拘多少，其母嚼碎，贴儿囟门则不入目。

嗜茶成癖

一人病此，方士令以新鞋成茶令满，任意食尽。再盛一鞋，如此三度，自不吃也。男用女鞋，女用男鞋，颇验。

断蜓蚰

白矾水洒其来处，又用酒脚糊窗纸，则蜓蚰不入。

驱蚂蟥

二麦秆顿于水上，流水入池中，可祛马蟥。

辟漆气

人有见漆多为漆气上腾，著人而生漆疮者，川椒三四十粒，捣研涂口鼻中，则不为漆所害。

禁鬼

埋瓦石于宅四隅，捶桃核七枚，则鬼无能为殃。

令病不复

取女中下裳带一尺，烧研米饭，即免劳复。

禁蛾入火

取灯草用冬雪水浸七日，取起阴干，暑月燃灯，凡一切虫蛾即不奔赴。

又方

清明早晨取井水一盆，不可落地，折柳枝一条，同灯草浸其中，取起阴干，暑月燃之，可免虫蛾扑灭。

小儿夜啼

取井边草私著席下，勿令母知，或鸡窠、猪窠中草皆可。

小 儿 腹 痛

取树孔中草暗著户上即止。

辟 疮 瘃

人日午时，取独蒜捣烂涂面皮手脚，一年不生恶疮，冬月不作冻瘃，不多瘵神验。

字 禁 门

避 祟

小儿额上八十字，此乃旃檀王押字，鬼祟见则远避。

截 疟

每逢发期，先将后开名字用朱笔写就，男左女右，缚于臂上即止。

一六日良田　二七日孟逢春　三八日季天禄　四九日谢闲游　五十日任牙生　又以左右一个月，用墨书：圆行路非难，促取疟鬼送与河官，书了，收向患疟者怀里，于江河水畔行，欲发时取出，掷向水中便归，即效。又橘叶七片，每片朱书一字：魁、勊、魖、魖、魖、魖、魖，将叶焙干为末，发时白汤吞之。

又 方

病人走到，背立褪露左肩，上写"管仲子"三字，写完即走，在外不要回顾。凡用此法，须预叮嘱病人走到，自袒其肩，写毕竟去，不可开口。

小儿口疮

汤饼内卤为末，醋调，临卧时书十字于两足心，即愈。

辟蛇蝎

端午日将朱砂写茶字，倒贴，辟蛇蝎。

辟蝇蚊

书"风"字、"间"字，贴窗壁下，无蚊。

又端午日书"白"字，倒贴，或写"仪方"亦可。

辟　蛇

于四壁柱下，用倒流水研墨书"龙"字，贴之，蛇见自畏。多用砖瓦写"仪方"二字，四处置之，蛇见即畏避。

除　虱

名五字符。吸北方煞气一口，喷笔尖上，书"钦深渊默漆"五字，于黄纸上，缀于衣帐床褥间，其虱自然除。

蜂　螫

蜂螫以竹写"丙丁火"，于地上写七遍，取土揩螫处。一法掐剑诀向空书"子丑寅卯辰巳午未申酉"字，竖直监至地，取土搽之即愈。

辟蜒蚰

端午书"滑"字，及"辟蚊蚋"，书"风烟"字，间贴窗壁。

辟 臭 虫

用纸书云"欠我青州木瓜钱",将此字贴于床脚上,忽然不见。一云:张三贤,张三贤,买了木瓜不完钱,一去三十年。写此贴床脚上亦验。

一法买木瓜一个,临卧时以手拍瓜口,念云:张世缘,张世缘,欠了河南木瓜客人钱,木瓜客人今在此,速去速去速去来还钱。臭虫自遁也。

驱 蛇 虫

《藏经》有偈云:苦求求不得,多求致怨憎,梵求菩提彻,老不见相见。依此倒写贴四壁外,甚效。

止 燕 窠

书"戍"字,贴至处。又用白纸朱书"凤凰"二字,贴于巢上,即去。

小 儿 夜 啼

用火柴头一个,长四五寸,削平,面用朱砂书云:拨火杖,拨火杖,将来捉神来,捉著夜啼鬼,打杀不要放,急急如律令。又将朱砂书"甲寅"二字,贴床头即止。

化 骨

左手三山诀,执净水一碗,右手剑诀,二指于水面上写"霾虎急化"四字,字书分明,吞服。

蜈 蚣 螫

书地作五字,取土糁之,即愈。

骨 哽

用茶水虚空,以手指写"天上金鸡叫,地下草鸡啼,两

鸡并一鸡,九龙下海,喉咙化如沧海"二十五字,口诵七
遍,饮此立愈。又书"鸟飞龙下鱼化舟邱",亦可。

绝一切虫毒

曇,五月五日午时,书此,贴壁,毒虫永绝。

治汤火咒

龙树五如来授吾行,持北方壬癸禁火大法。龙树五
如来,吾是北方壬癸,斩天下火星辰,天下火星辰必
降,急急如律令。手握真武印,吹之,即用少许冷水
洗,虽有火烧手足成疮,皆可疗。

治骨哽咒

红引登楼问此星,我出真人问此人,太上老君急急
如律令敕。一气七遍,呵入茶酒中,饮之立愈。

治 骨 鲠

霓,喉内卡骨,用此字。如利害者,照此字写七
个,或九个,吃饭即饭碗面上。酒即在酒杯面上写,写
毕饮之效。

又 　 法

鼅,喉卡鱼骨,用此字。如利害,照前法效。

术 禁 门

钉 毒

治一切肿毒疮疖,若患三日内者,钉便散。若已
成,即易瘥。圂浓好者,依此法于土墙上,高处书之,

以竹钉就中间钉之，先令病人嗽一声，便吸气于钉上，七钉止仍不得移动，须至诚则神验。

钉　疟

水溢仙人歌曰：疟是邪风寒热攻，直须术治免成空，常人刻作人形状，钉在孩儿生气宫。如金生人，金在己，即钉己。木生人钉在亥上，火生人钉寅上，水土生人钉申上也。

白　虎　病

《纲目》白狮子石下。

江东人呼为历节风是也。置此于病者前，自愈。亦厌伏之意也。白虎粪神名状如猫埽粪，置门下令人病此。疗法以鸡子揩病人痛处，咒愿送于粪堆之头上，勿反顾取土瓦，年深既古且润，三角瓦一块，令三姓童子候星初出时指第一星，下火于屋上炙。

卵癀偏坠

双蒂茄子悬房门上，出入用眼视之。茄蔫患亦蔫，茄干患亦干矣。又悬双茄子门上，每日抱童子视之，二三次钉针于上，十余日消矣。

身面疣目

七月七日，以火豆拭疣上三过，使本人种豆于南向，屋东头二溜中豆生叶，以热沃杀，即愈。

消胬肉

凡人身有胬肉，可听人家钉棺，下斧之时便于手擦二七遍，以后自消平。产妇勿用。

眼 生 偷 针

布针一个，对井睨视，已而，折为两断，投井中，勿令人见。

小 儿 夜 啼

以拨火杖一根，以剑诀手书敕令，默咒曰：拨火杖，拨火杖，玉皇命你做丞相，拏住夜啼鬼，打死打死永不放。吾差三十六神将，铁棍铜槌，祛邪归正。吾奉太上老君，急急如律令敕。

小 儿 遗 尿

红纸剪马四疋，令儿自安身下，每夜如之。

破 伤 风

火命妇人取无根水一盏，入百草霜调，捏作饼，放患处三五换，如神。

咒枣除百病

咒曰华表柱。念七遍，望天罡取气一口，吹于枣。嚼吃，汤水下。华表柱，鬼之祖名也。

夜 卧 禁 魇

凡卧时，以鞋一仰一覆置床下，无恶梦及魇。

疾 患 疼 痛

咒曰：金木水火土，五行助力，六甲同威，天罡大神，收入枣心，枣入肠中，六腑安宁，万病俱息。速急求茶，用枣一枚，念咒一遍，吸罡气一口入枣中，男去尖，女去蒂，用水嚼下，忌獣物七日。

咒梨除疟

取梨一个，先吸南方气一口，将梨咒曰：南方有池，池中有水，水中有鱼，三头九尾，不食人间五谷，惟食疟鬼。密咒三遍，吹于梨上，书敕杀死三字，令病人临发前食之。

咒饼除疟

咒法：先面东烧香虔诚，于油饼中心书一摊字，不用糖饼，书如钱大，须新笔净墨。以笔圈之，左边围三次，持笔于香上，诵乾元亨利贞七遍，发日早，揩去所书字，用枣汤嚼饼食之。

人身上结筋

用木杓打之，三下自散。

百 虫 伤

先问被伤甚虫伤来，默念火德真君黑煞摄，吹在被伤处，如此七遍，被伤人自麻不痛。

蜂蚕螫伤

瓦摩其上，唾一七遍，置瓦于故处。

禁 鼠

逐月旦日，取泥屋之四角及塞鼠穴，一年鼠皆绝迹。此李处士禁法也，神。后正月起申，顺行十二辰。

驱 蛇 虫

黄纸朱书三字符，老诚于土地前焚香，将符贴土地堂内，则蛇虫不复出现而潜去矣。如值夜行及草路中畏蛇虫当道，则频会此三字，依法掐诀，即无见矣。用左手剔酉摇己为诀，方书三字符。

敕令霳霛霽。一法用仪方仪康四字。

驱　蚊

收东方青煞炁，咒七遍，嘘入水碗中，将水以口吸，而喷四壁各处，其蚊自去。咒曰：天上三足为鸟，嘴利如锤啄，不食人间五谷，只食蚊虫骨髓，急急如太上老君律令。又咒曰：天地太清，日月太明，阴阳太和，急急如律令敕。面向太阳念七遍，吸气吹灯草上，夜点之辟蚊虫。又于除夕五更，使一人于堂中向南扇，一人问作何事？答曰：扇蚊子。乃已，永无蚊患。又端午正午时望太阳将水，咒曰：天上金鸡吃蚊子，脑髓吸太阳气，吹灯心，夜将灯心点。

灭　臭　虫

灾除元煞　咒曰：日出东方壁，毕元藏天煞、地煞、月煞、二十四煞、七十二煞，一切煞星恶星尽皆煞，除臭虫灭迹。

灭　尸　虫

春正上甲乙日，视岁所在，焚香朝朝礼拜，祝曰：臣愿东方明星君抉我魂，接我魄，使我寿命绵长如松柏，愿臣身中三尸九虫尽消灭。频频行之吉。

起　死　门

雷真君传治五绝

乃缢跌魇淹压等死。

先书符一道于黄纸，焚化在热黄酒内，撬开牙关灌入喉中，后再用药丸调黄酒内，以人口含葱管送入死人喉内，少顷即苏。

招魂符式　　　　　此符无咒，一心对雷真君天医使者，书之灵验无比。

药名救绝仙丹

山羊血二钱　菖蒲二钱　人参三钱　红花一钱　皂角刺一钱　制半夏三钱　苏叶二钱　麝香一钱

上各为末，蜜丸龙眼核大，酒化开，以端午日修合好，每料约十丸。此方神奇之至，不但救五绝，凡有邪祟昏迷，一时猝倒者，皆可起死回生。

骑　牛　法

专救溺死。

凡人由水中救起，以身俯伏于牛背上，手足俱用人扶，另用一人牵牛缓行，有五里之久自活。

悬　鸡　法

专救缢。

凡人缢者，将人解下，轻扶仰卧，将活公鸡倒悬，流出口涎入人口内自活。

插　鹅　法

治自缢。

用老鹅一只，将香油抹鹅嘴上，插入粪门，一二时自活。若过十二时辰，则不救矣。

溺　死

以所溺之人扶在椅上，将其左右手脚不住运动后，将其口耳谷道塞住，两眼亦包住，用旧蓝布捻绳烧烟，先以竹管呼烟吹入鼻孔，水即鼻出，俟有微气，即以布绳烟熏其鼻孔即活。

救 误 死

凡人无病；或坐卧，或酒后，陡然即死者，名旺痧。将本人口内，用铁器撬开，以银簪刺下小有筋血出即活，不可刺正中。又方，以闷醋灌下，即刻活矣。

卒 中 恶 死

或先病，或平居寝卧，奄息而死，皆是中恶。

急取葱心刺入鼻孔中，男左女右，入七八寸，鼻目血出即苏。

人 卒 暴 死

捣女青一钱，安咽中，以水或酒送下立活。

还 魂 汤

麻黄二两去节，杏仁七十个去皮尖，甘草一两，水二碗，煎一碗，去渣灌之。

血 风 攻 死

妇人血风攻脑，头旋闷绝，忽死倒地，不知人事者。

苍耳草嫩心阴干为末，酒服一大钱，其功甚速，此物善通顶门连脑。

打　死

松节捶碎一二升，入铁锅内炒起青烟为度，以老黄酒二三升，四围冲入即滤净，候半热，开牙灌入即活。

小 儿 惊 死

大叫一声就死者，名老鸦惊。

以散麻缠作胁下及手心足心，灯火捻之，用老鸦蒜晒干，车前子等分为末，水调贴手心，仍以灯心焠手足心及肩膊、眉心、鼻心，即醒也。

解 药 毒 死

只要心间温暖者，乃是热物犯之，防风一味擂，冷水灌之。

产 后 晕 绝

此扁鹊法也。

半夏末，冷水和丸，大豆大，纳鼻中即愈。

喉 痹 垂 死

止有余气者。

巴豆去皮，线穿纳入喉中，牵出即愈。

华佗危病方

治缠喉风喉闭，其症先两日胸膈气紧，出气短促，蓦然咽喉肿痛，手足厥冷，气闭不通，顷刻不治。

巴豆七枚，三生四熟。生者去壳研，熟者去壳炒，去油存性　雄黄皂子大者，研　郁金一个，蝉肚者研细

共为细末，每服半茶匙，细呷，如口噤咽塞，用小竹管纳药吹喉中，须臾吐利即醒。如无前药，用川升麻

四两锉碎，水四碗，煎一碗，灌入。又无升麻，用皂角三绽捶碎，擂水一盏灌之，或吐或不吐即安。

急痧将死

将口撑开，看其舌处有黑筋三股，男左女右，刺出紫血一点，即愈。刺血忌用针，须用竹箸嵌碎磁碗尖为妙，中间一筋，切不可刺。

急救方

将雄狐胆收藏十二月，遇暴亡之人，以温汤细研，灌下即活。

援绝神方

凡人患痢便血，一日至百十次不止者，至危急也。即以此药援危，又不损伤气血，痢止身亦健。

白芍二两　当归二两　枳壳二钱　槟榔二钱　甘草二钱
滑石末三钱　木香一钱　萝卜子一钱

水煎服，一剂轻，二剂、三剂全愈。

金疮铁扇散

象皮五钱，切薄片用小锅焙黄色，以干为度，勿令焦　龙骨五钱，用上白者生研细末　老材香一两。山陕诸省无漆，民间棺殓，俱用松香黄蜡涂棺内，数十年后有迁葬者，棺朽另移新棺，具朽棺之内黄蜡即谓老材香。东南各省无材香，即以数百年之陈石灰一两代之，俱效验，亦与老材香同　寸柏香即松香之黑色形者　松香一两，与寸柏香一两一同熔化，搅匀倾入冷水中，取出晒干　飞矾一两片，白矾入内熬化即是

共为细末，贮磁罐中，遇有刀石破伤者，用敷疮口，以扇向疮口扇之立愈。忌卧热处，如伤处发肿，煎

黄连水，用翎毛蘸涂之即消。伤处不必用布包裹，以致过暖，难于结痂。并忌饮酒以致气血妄行。至敷药之时，若血流，乃用扇扇之，倘不流，即不必扇。盖伤处喜凉恶热，夏日宜卧凉地，冬日忌卧热处。

保 生 门

损 目 破 睛
牛口涎每日点两次，须要避风。黑睛破者，亦瘥。

金 疮 肠 出
小麦五升，水九升，取四升，绵滤取汁，待极冷，令病人卧席上，含汁噀之，肠渐入，霾其背。并勿令人知及旁人见，旁人知，即肠不入也。乃抬席四角轻摇，使肠自入。十日中，但略美物，慎勿惊动，即杀人。

脑 破 折 骨
龙脑明透者三钱　冰片三分　人参三钱　象皮一钱　生地三钱　土狗三个，去头翅　地虱二十个

先将人参各项研末，用土狗、地虱捣烂入前药捣之，佩身上，三日干，为末，瓶贮。遇有此等病，医之可也。并可接骨，服下神效，骨断者，服一钱即愈。

眉 落 复 生
桑叶七片，每日洗之，一月重生，须落亦然。

卒 心 急 痛
牙关紧闭欲绝。

老葱白五茎去皮须捣膏，以匙入咽中，灌以麻油四两，但得下咽即苏。少顷，积虫皆化黄水而下，永不再发，累得救人。

痘疮坏症

身如黑团之气，口不能言，食不能下，皆由气虚而火不能发也。毒流于中，而不得泄，形如死者。

人参三钱　元参二两　荆芥一两　金银花二两　陈皮水煎五分

上药灌之，下喉而眼开，少顷身动，久之而神气回，口能言，食能下矣。不必再服他药，痘疮自回而生全。至奇之方也。

奇　药　门

立　泯　伤　肿

治扑打有伤，或青肿紫硬，此药泯之。熟麻油和酒饮之，以火烧热地卧，觉即疼痛俱消。

探　生　散

治小儿急慢惊风，诸药不治，以此定其死生。

雄黄　没药各一钱　乳香五分　麝香二分半

共为末，用少许吹入鼻中，有眼泪鼻涕可治。

接　骨　散

凡跌损骨节脱臼接骨者，用此则能不知痛也。

茉莉根酒磨一寸，服则昏迷一日乃醒，二寸二日，三寸三时，亦奇方也。

缩阳秘方

水蛭九条，入水碗养至七月七日，阴干，秤有多少，入麝香、苏合三味，一般细研为末，蜜少许为饼，遇阳兴时即将少许擦左脚心，即时痿缩。过日复兴，再擦。痨病火动，阳常起者，以皮硝于手心两手合住自化，阳即痿矣。

睡 圣 散

人难忍艾火灸痛，此即昏睡不知痛，亦不伤人。

山茄花即风茄，七月收　火麻花即黄麻，今圃地所植者，七月收　收此二花必须端庄闭口齐手足采之，若二人去，或笑或言语，后亦言笑如之。采后，共为细末，每服三钱，小儿一钱，茶酒任下。敏按：二花性太烈，三钱之分量虽得，然断不可服，宜量人增减。　一服后，煎汤含漱半日，漱完再用。龙齿末三分　人参末一钱　麦冬末一钱　血竭三分　冰片二分　土狗一个　地虱十个　各火焙为末，放地上一刻，出火气，将药末乘人参漱口完时，即以此末自己用舌蘸之，使令遍，不可将舌即缩入口中，放在外半刻，至不能忍，然后缩入可也。三次则伸长矣。

长 齿 法

雄鼠脊骨全副，余骨不用，尾亦不用，头亦不用　骨碎补三钱，炒为末　麝香一分　熟地身怀之令干，为末三钱　必须自制，切不可犯铁器，一犯则前药俱不效矣。熟地亦须看一做过，铁针穿孔者，即不效。细辛三分　榆树皮三分　总之，诸

药俱忌铁器。当归－钱　青盐二钱　杜仲－钱　各为细末，
鼠骨新瓦焙干为末，不可烧焦，乘其生气也。用一磁器
盛之。每日五更时，不可出声，将此药轻擦无牙之处，
三十六擦，任其自然咽下，不可用水漱口，一月如是。
日间、午间擦之，更佳，亦如前数。

泻毒神丹

泻砒毒。

大黄二两　生甘草五钱　白矾－两　当归三两

水煎数碗饮之，立时大泻，则生。否则毒入于脏，
无可救矣。

逐火丹

治汤火伤。

大黄五钱　当归四两　荆芥三钱,炒黑　生甘草五钱　黄
芩三钱　防风三钱　黄芪三两　茯苓三两

水煎服，一剂痛减半，二剂全减，三剂疮口全愈。

斩鬼丹

治鬼胎如抱一瓮。

吴茱萸　川乌　秦艽　柴胡　白僵蚕

上为末，炼蜜丸桐子大，每服七丸，酒下。取去恶
物即愈。

彭祖接命丹

大附子重二两三钱一个,或一两六钱亦可,切薄片用夏布包定　甘草
二两　甘遂二两,二味捶碎

上以烧酒二斤共浸半日，文武火煮，酒干为度。取

起附子、甘草、甘遂不用，加麝香三分，捶千下，作二丸，阴干。一丸填脐内，七日一换，放黑铅盒内养之。此丹暖丹田，助两肾，添补髓，却病久固，返老还童，延年益寿。

还 元 丹

安五脏，消百病。此药大能令瘦者肥，补虚损，实精髓，固元气。

黄牛肉不拘多少，去筋膜切作棋子大片，用河水洗数遍，令血味尽，仍浸一日，次日再洗，水清为度。用无灰好酒入坛内，重泥封固，用桑柴文武火煮一昼夜。取出，焙干为末，如黄沙为佳，焦黑无用。每末半斤，入山药四两，重加葱盐炒，去葱盐为末，白茯苓四两坚实者，莲子四两去心，葱盐炒，小茴香二两去枝梗微炒香，上共研为末，和匀，用红枣不拘多少，汤药大烂，皮肉相离核，研为膏，加好酒入前药，丸如桐子大，空心温酒下五十丸。初服日进三丸，久则一服如弹子大，每日好酒空心细嚼一丸。

芙 蓉 散

治室女无夫者思欲动火，以致胸痛，自汗颊出，脉乱。

芙蓉花，有花带花，有子带子，采一朵，捣烂和井水，滤去渣，服之立效。

开 聪 明 方

荷花梗晒干为末，同何首乌滚水冲服，当茶，久则令聪明，虽至愚者亦心灵生慧也。

长 发 方

羊屎不拘多少，纳鲫鱼腹中，用瓦缶固济，灰和香油涂发，数日发渐长而黑矣。

长 须 方

鹿角尖_{镑细，二钱}　皂角刺_{二钱}　牙皂_{二钱}　橄榄_{煅灰存性，}四两　酸橘子_{一枚，取汁}　生姜_{取汁}

上二味取汁二两二钱和匀，入磁器内收贮。用柳木塞口，重汤煮三炷香，听用。每日晚间以肥皂水洗净短须，上药擦之，天明洗去。至四十九日，长尺余，如欲再长，则再擦时，每日吃胡桃一个，至二七日，吃胡桃二个，三七日吃胡桃三个为例。

拔 毒 异 法

铁屑研细，以好醋调之，煎二三沸，捞取铁屑铺患处，将上好磁石一大块，频频吸之，即其毒自出也。

治诸毒不收口

生铅三分敲成薄片，剪如香茶样。分三服，每日用铅一分，拌核桃肉嚼，好酒送下，三日服完收口，大便内出毒物而愈。

壬 子 丸

依方修合服之，不过半月而有孕。

吴茱萸　白及　白蔹　白茯苓_{各一两}　牛膝　细辛_各五钱　菖蒲　白附子　当归_{各少许}　厚朴　桂心　人参_{各四}两　乳香_{三两}　没药_{四两}

上共为末，炼蜜丸如梧子大，每服十丸，有效。若男子服补益，若孕妇服即生双胎。空心好酒下用壬子日，修合勿令鸡犬妇人见。

内府磁壶酒

天仙子_{六双}　野菊花_{三千朵}　陈皮_{八两，泔水浸制去白}　甘草_{四两，去皮}　贯众_{三两}　川乌_{十枚，用草果以川乌末入草果壳内放饭上蒸熟，去草果，以上六味共为丸听用}　鹿茸_{羊油炙}　庵闾子　冬青子　沙苑蒺藜_{各一两}　晚蚕蛾_{十对，新瓦炙，成对者}　蛤蚧_{一对，全尾，酒浸，各用一两。以上六味为末炙为末听用}　造曲用杏仁_{去皮尖}　良姜　砂仁　半开紫荆花　川椒　肉桂　五加皮　紫梢花_{各一两为末}

上以飞面二斤半，米汤合为丸，如圆眼大，放不见日阴干听用。糯米一升煮烂粥，用天仙子六味末，用曲五两和匀，入瓶封固七日，成酒，取出，又入鹿茸等六味，与酒拌和一处。如干加酥油与蜜为丸，如圆眼大，金箔为衣。每一丸入磁壶内，滚水一盏化开成酒服。

卷　二

针　法　门

猢　狲　痨

小儿有此症，求食不止，终夜不睡，用针刺两手面中三指中节能曲处。周岁者用中号针。六七岁用大号针，刺进半分许，遇骨微位即拔出，不可误针筋上。若疳甚无水，刺数日方有白水，不甚者，即有白浆，刺数日，随有血，一指有血，一指不刺，二指有血，停此二指不刺，若六指俱有血，病痊，不复刺矣。凡刺，须隔一日，俟天晴，雨则无益，刺后即得睡。减贪馋，忌枣栗干甜果物，食则复发。如初刺有血，非此症矣。

挑　闷　疹　子

分开顶门内有红筋红瘰，挑破即止。

喉　痹

觅喉上红疙瘩，用针挑破即愈。

百　发　神　针

治偏正头风，漏肩鹤膝寒湿气，半身不遂，手足瘫痪，痞块腰痛，小肠疝气，痈疽发背，对口发，痰核初起，不破烂，俱可用针，按穴针之，真神妙百中。

乳香　没药　生川附子　血竭　川乌　草乌　檀香末　降香末　大贝母　麝香各三钱　母丁香四十九粒　净蕲艾绵一两或二两　作针。

消癖神火针

蜈蚣一条　木鳖　五灵脂　雄黄　乳香　没药　阿魏　三棱　蓬术　甘草　皮硝各一钱　闹羊花　硫黄　山甲　牙皂各二钱　麝香三钱　甘遂五分　艾绒二两　作针。

阴症散毒针

乳香　没药　羌活　独活　川乌　草乌　白芷　细辛　牙皂　硫黄　山甲　大贝　灵脂　肉桂　雄黄各一钱　蟾酥　麝香三分　艾绒一两　作针。

灸　法　门

医　小　儿

小儿目视不转睛，指甲黑，作鸦声，是死形无可治。惟用此法灸，十灸十生，将左右两手弯处，各灸一穴，左右两脚趾，将第二脚趾缝头处亦必各灸一灸，将痰泻出，即回生，奇妙不可言，医小儿之神灸也。

鸡　爪　风

妇人月家得此，不时发手足及指拘挛，拳缩如鸡爪，颇疼痛，急于左右膝盖骨下两旁，各有小窝共四穴，俗谓鬼眼。各灸三壮立愈。

干霍乱死灸法

心头微热者，以盐填脐内，纳艾灸，不计数，以醒为度。

附 子 灸

痈疽久漏，疮口冷，脓水不绝，内无恶肉，以大附子水浸透，切大片，厚三分，安疮口，艾隔灸，数日一灸，至五六七次，服内托药，自然长满。为末作饵用亦甚可。

黄 蜡 灸

治痈疽等毒。

白面水和成块，照毒根盘大小作圈，厚一指，高寸余，粘肉上，外以绢帛加湿布围住，将黄蜡掐薄片入面圈内，以熨斗火运逼蜡化。即痛则毒浅，若不觉，至蜡滚沸，逐渐添蜡，俟不可忍，沃冷水候凝。疮勿痛者毒盛，灸未到也，不妨再灸，轻三次，重三四次。忌房事、气恼、发物。

灸 癣

日中时，灸病处影上三炷，灸之咒曰：癣中虫毛戎戎，若欲治待日中。

又 法

八月八日，日出时，令病人正向东面户内长跪，平举两手，持胸两边，取肩头小垂际骨宛宛中灸之，两火俱下，各三壮，若七壮十壮愈。

灸 耳 聋

湿土瓜根削半寸，塞耳内，以艾灸七壮，每旬一壮乃愈。

疝气偏坠

净草一条，量患人口两角为一，则折断，如此三，则折成二角，如厶字样，以一角安脐中心，两角安脐下两旁，尖尽处是穴。若患在左灸右，在右灸左，两边俱患，两穴皆灸。艾炷如麦粒大，灸十四壮，或二十一壮即安。又灸两足三阴交穴尤效。

灸 痈 疽

男左女右，以篾一根，前齐中指端，后至手腕横纹凹中，截断为准。却以竹一根两头搁起，令病人骑之，两足不著地，挺身正坐，将前蔑植于竹上，以正头植骨脊中尽处，各开一寸，名骑竹马法。灸七壮，灸毕，宜用乳香、真绿豆粉为末调服之，以防火气入心。

胡 核 灸

破伤风及疯犬伤神效。

胡核壳半个填稠人粪满，仍用槐白皮衬扣伤处，以艾灸之，遍身臭汗，其人大困即愈。远人者，将伤处如前灸之亦愈。

鸡 子 灸

凡毒初起红肿无头。

鸡子煮熟，对劈去黄，用半个合毒上，以艾灸三壮即散。若红肿根盘大，以鸭蛋如法灸亦可。

苦瓠灸

择神人不在日，空心，用井花水调百药煎末一碗服之，微利，却用秋葫芦，一名若不老，生在架上而苦者，切片置疮上，灸二七壮。萧端氏病此连年，一灸遂愈。

桑木灸

治痈疽发背不起发，或瘀肉不腐溃，及阴疮瘰疬流注，臁疮顽疮恶疮，久不愈，俱用此灸之。未溃则拔毒止痛，已溃则补接阳气，亦取其通关节，去风寒，火性畅达，出郁毒之意。干桑木劈成细片，扎作小把，燃火吹息患处，每吹片时，以瘀肉腐动为度，内服补托药，诚良方也。

碗灸

治乳肿。

碗一个，用灯草四根，十排碗内，头各露寸许，再用纸条一寸五分阔，用水湿了，盖碗内。灯草下纸与碗口齐，将碗覆患处，留灯草头在外。艾一大团放碗底，火灸之，艾尽再添，至碗内流水气，内觉痛止方住。甚者次日再灸一次必消。

灸目

正月十六日，用川椒末一二分，入头垢和为蚕豆大，凹之似窝，置于眼角，别揉熟艾米粒大，纳凹中，每眼灸七壮或九壮。如此俟清明日，照前后灸之，连灸三年，则目加精采，至老不昏。

麻 叶 灸

七月七日采麻花，五月五日采麻叶，捣作炷，灸疮上百壮，次烧胡桃松脂研敷即愈。

熏 法 门

鹅 掌 风

真蕲艾四五两，将水三四碗，煮五六次，入大口瓶内盛之，用麻布双层缚瓶口，将手心放瓶上熏之，如药冷再熏，如神。

蜈 蚣 咬

杉木皮或枝烧烟熏，立刻止痛。比蜘蛛尤妙。

牛 皮 癣

水银_{一钱五分}　芸香_{一钱五分}　大枣_{七枚}

同捣烂为四丸，每夜熏一丸效。

口 眼 歪 斜

巴豆_{三粒}，麝香_{三分}，共研，将热水二盅，药藏盅底，放手心。右斜放左手心，左斜放右手心。

久 病 截 疟

老姜两斤捣烂，置于滚水一大桶内，坐布帐中，脱衣坐卧桶上，熏透即愈，第一禁风。

痘 不 脱 靥

烧乳香熏之。

虫　牙

天仙子一撮入小口瓶内，烧烟竹筒，引烟入虫孔内熏即死，永不发。又天仙子入瓶内，热汤淋下，口含瓶口，令气熏之，冷更作，尽三合乃止，有津涎可去，甚效。

头 风 插 耳

黄蜡三两熔化，以白纸阔五寸，长二寸，在蜡上拖匀，其蕲艾揉软薄摊蜡上，卷为筒，插耳内，一头火点燃，烟气透脑，其痛即止。左痛插右，右痛插左，至重不过二次。

喉　痹

蓖麻子研烂，纸卷作筒，烧烟熏吸即通，或取油作捻尤妙，名圣烟筒。喉痹紧急，用此即破。

喉 症 开 关

牙皂、巴豆各等分为末，米汤调刷纸上，晒干，作捻子，点火以烟熏鼻，立能开口，鼻流涕。专治十八种喉闭。

小 儿 脱 肛

五倍子。先以倍子、艾绒卷成筒，放便桶内，以瓦盛之，令病者坐桶上，以火点著，使烟熏入肛门，其肛自上。随将白矾研末搽之，其肛自紧，再不复发。

霍 乱 转 筋

身冷心中下微温者。

朱砂二两研，蜡二两，和丸，著于火笼中熏之，周围

厚覆，勿令烟泄，兼床下著火，令腹微暖，良久当汗出
而醒。

疥　　疮

熟蕲艾三两　木鳖子三钱　雄黄二钱　硫黄一钱

为末，揉入艾中，分作四条，每一条安阴阳瓦中，
置被裹熏后，服通圣散。

瘫痪顽风

骨节疼痛，下元虚冷，诸风痔漏下血，一切风疮。

川乌头　草乌头　两头尖各三钱　硫黄　麝香　丁香
各一钱　木鳖子五个

上为末，以熟蕲艾揉软合一处，钞底包裹熏病处，
名雷丸。

手足风痛

冷痛如虎咬者。

樟木屑一斗，流水一石，煎极滚，泡之。乘热安足于
桶上熏之，以草鞯围住，勿令汤气入目，其功甚捷。

拳毛倒睫

无名异末纸卷作捻，点灯吹杀熏之，睫自起。

破　伤　风

口噤身强。

肉苁蓉切片晒干，用一小盏，底上穿穴，烧烟熏患
处累效。

咳嗽熏法

熏黄一两，以蜡纸条卷作筒十枚，烧烟吸烟，取吐

止，一日一熏，惟食白粥，七日后，以羊肉羹补。

女 人 病 邪

与邪物交通，自言自语，悲思恍惚者。

雄黄一两，松脂二两溶化，以虎爪搅之，丸如弹子大，夜烧笼中，令妇坐其上，以被蒙之，露头在外，不三剂自断。仍以雄黄、人参、五味子等分为末，每旦井水服之。

喉 闭

竹纸渗巴豆令满，作纸捻点灯旋之，以烟熏喉间，即吐恶血而消。或刺入喉间出紫血亦愈。盖咽喉病发于六腑者，引手可探，及刺破喉血即已。若发于五脏，则受毒牢深，手法药力难到，惟用纸捻为第一。

舌 胀 出 血

蓖麻取油，蘸纸捻烧烟熏之即肿胀皆消。并治牛马六畜舌胀。

手 汗

黄芪一两　葛根一两　荆芥三钱

水煎汤一盆，热熏而温洗，三次即无汗。

熏 嗽

治风入肺久嗽者。

鹅管石、雄黄、郁金、款花为末，和艾用姜一片，置舌上，以药艾于姜上灸之，取烟入喉中愈。

青 布 熏

恶疮防水青布和蜡烧烟筒中熏之，入水不烂，疮伤风水，用青布烧烟于器中，以器口熏疮，得恶汗出则痛痒瘥。臁疮溃烂，陈艾五钱，雄黄二钱，青布作大炷点火熏之，水流数次愈。

支太医桃叶熏

水二石，煮桃叶，取七斗，安床簞下，厚被盖卧床上，乘热熏之，少时当雨汗，汗遍去汤，速粉之，并灸大椎穴，此法治天行病。

贴 法 门

痢 疾 塞 肚

绿豆七粒　胡椒七粒　麝香一厘　胶枣一枚

共捣烂，放瓶内，包好。患者取一丸，贴脐上，宜用端午日合。

小 儿 赤 眼

黄连为末，水调敷脚心。

小 儿 熏 舌

又名雀舌。

巴豆半粒，饭粘四五粒，共捣为饼，如黄豆大，贴眉心中间，待四围起泡，去之即愈。

收阴症伤寒

鸡子放脐眼内，一时一换，四五换即愈矣。阴气尽收于内。

止自汗

郁金末，卧时调涂乳上。

截惊法

芭蕉油、薄荷汁煎匀，涂头顶留囟门，涂四肢留手足心勿涂。甚效。

婴儿疟疾

代赭石五枚，煅红醋淬，朱砂五分，砒霜一豆大，同以纸包七重，打湿煨干，入麝少许，为末，香油调一字，涂鼻上及眉心，四肢神应。

隔皮取脓

治诸般肿毒。

驴蹄细切，一两，炒　荞麦面一两　白盐五钱　草乌四钱，去皮

上为末调作饼子，慢火炙黄，出火毒，研。米醋调成膏，用白纸摊贴患处，毒自毛窍而出，其肿自退。

痞块

红芥菜子不拘多少，生姜汁浸一宿，大约芥菜子一酒杯，加麝香一钱，阿魏三钱，捣烂如膏，摊布上贴患处，汗巾扎紧，一宵贴过，断无不消。

牙齿疼痛

轻粉一钱，大蒜一瓣杵饼，安膈骨前陷中，先以铜钱隔了用蚬盖定扎住，一宿愈。左疼安右，右疼安左。又左牙痛敷右大指腕上，右痛敷左。

截疟丹

斑蝥　巴豆肉　朱砂各一钱　麝香二分　雄黄一钱半

蟾酥五分　　黑枣三个

捣丸如绿豆大，贴眉心穴，一周时揭下，投长流水中。

贴脐截疟

胡椒、雄精等分研末，将饭研烂为丸，桐子大，朱砂为衣。将一丸放脐中，外膏药贴之即止。

难产仙方

蓖麻仁取白仁七个，麝香三分，共一处捣如泥，用绢帛包之，勒在脐中，即时产下。如倒生者，用稳婆送进，片时即顺下。

如神丹

治难产。

巴豆三粒,去壳　　蓖麻七粒,去壳　　麝香少许

研成一饼贴脐上即产，产下即去之。

地黄膏

治眼肿立效。

生地一两　　寒水石五钱　　黄连一两

为末，生地汁调饼，贴太阳上。

水泻不止

木鳖仁五个　　丁香五个　　麝香一分

上研末，米汤调作膏纳脐中贴之，外以膏药护住。

痢疾噤口

木鳖仁六个,研泥分作二份用　　面烧饼一个,切作两半,只用半饼,作一窍纳药在内

上以饼乘热覆在病人脐上，一时再换半个热饼，其
痢即止，遂思饮食。

小儿口内流涎

天南一个为末，醋调两足心，过夜即安然，洗去。

牙　痛

萝卜子十四粒研末，以人乳和之，左痛点右鼻，右
痛点左鼻。

蒸　法　门

疠　风

先将元参、苦参、沙参、荆芥、防风、厚朴、白
芷、陈皮、蔓荆子、威灵仙、麻黄各一两，桃枝、柳枝
煎汤洗之。换一身新单青布衣，掘一地坑深尺许，方广
约可卧身者，用栗炭四五十斤烧坑内极热，泼滚醋数十
碗，次去炭，铺草鞯于内，令病者卧于荐上，厚被盖取
汗，汗出一瞬起，别换衣进饮食，后用五爪藤煎汤，重
洗数次自愈。服败毒丸药。

骨蒸发热

雄黄一两入小便一升研如粉，乃取黄理石一枚，方
圆一尺者，炭火烧之，三食顷，浓汁淋于石上，置鞯毡
于上，患人脱衣坐之，衣被围住，勿令泄气，三五度
瘥。

脚气肿痛

樟脑二两　乌头三两

上为末，醋和丸弹子大，每置于足心踏之，下以微火烘之，衣被围盖，汗出如涎为效。

风湿痰病

人坐密室中，左用滚水一盆，右用炭火一盆，前置一书桌，书一册，先将无油新巴豆四十九粒，研如泥，纸压去油，分作三饼。如病在左，令病人将右手仰置书上，安药于掌心上，以碗安药上，倾热水碗内，水凉即换，良久汗出立效。病右安左，一云随左右安之。

珊瑚蒸

治中风不语，脉沉口噤。

黄芪　防风　共煎汤数斛，置床下蒸，药入腠理周时可瘥。

千金神草方

治风湿瘫痪，手足不仁，半身不遂，周身麻木或酸痛，口眼歪斜，并皆神效。

蓖麻子草，秋夏用叶，春冬用子俱得。一二十斤木甑内，置一大锅上蒸熟，取起，先将绵布数尺双折，浸入蒸叶子汤内，取出，乘热敷患处，却将前叶子热铺布上一层，候温再换热叶子一层。如此蒸换，必以患者汗出为度。重者蒸五次，轻者蒸二次，其病自愈。内以疏通活血之剂服之。

阮河南桃叶蒸

治发汗汗不出，用此蒸之可救。

烧地令热，去火，以水少洒之，布干桃叶于上，厚二三寸，安席叶上卧，温覆得大汗，被中敷粉极燥便瘥。凡柏叶、麦麸、蚕沙皆可如此用之。

蚕 砂 蒸

治患风冷气痹及瘫痪，盖蚕属火性，燥能胜风去湿。

醇酒三升拌原蚕沙五斗，甑蒸于暖室中，铺油单上，令患者就患处一边卧沙上，厚盖取汗。若虚人须防大热昏闷，令露顶面一次。不愈间日再蒸，无不效。

蒸 脚 气

服药不效者。

于地上掘作盆子，深六七寸，可容脚，用炭火烧赤，然后喷酽醋，遍地铺净葱不去皮根，在小床坐定，用脚伸地盆内蒸，候汗出如胶拭去。忌房事，不两次必愈，神效。

荆 叶 蒸

治脚风湿痛不止。

荆叶不限多少，置大瓮中，其下著火温之，病人置叶中，须臾当汗出，蒸时旋旋吃饭，稍倦即止，便以被盖，避风。仍进葱豉酒及豆酒亦可，以瘥为度。按此法止宜施之野人。李仲南永赖方云：治脚气诸病，用荆茎置坛中，烧烟熏涌泉穴及痛处，使汗出即愈。此法贵贱皆可用。

洗　法　门

小 儿 咳 嗽

生姜四两，煎浓汤沐浴即愈。

洗 头 明 目

凤眼草，即椿树上丛生荚也。烧灰淋水洗头，经一
年，眼如童子。加椿皮炭尤佳。正月七日，二月三日，
九月二十日，十月二十三日，十一月二十九日，十二月
十四日洗之。

洗 癞 头

蜗牛数十条洗之，二次必愈。水三碗，煎蜗牛三十
条足矣。

洗 痈 疽

肿时用紫葛、天荞麦、忍冬藤、金丝草各等分，煎
汤洗。溃时白芷、甘草、羌活、黄芩、露蜂房、赤芍
药、当归头，先将猪前蹄一只煮汁去油花，取清汁煎
药，去渣温洗，以绢拭之。

洗 冻 瘃

黄柏、皮硝各等分研细末，已破者柏七硝三，未破
者红肿柏硝各半，初起者硝七柏三，皆用冷水调搽。俟
干，以热水洗去，再搽，再干再搽，如此三遍，一日停
痛，三日全愈，此神方也。

五　枝　浴

治大风年深不愈，面毛脱，鼻梁崩损不愈，取效如神。

柳、桃、桑、槐、楮五般枝煎浓汤，大缸浸坐没颈，一日，俟汤如油，出浴安矣。

杨　枝　浴

治痘疮数日陷顶，浆滞不行，或风寒所阻。

水杨枝叶，无叶用枝，五斤。流水一大釜，煎汤温浴之，如冷添汤。良久，照见累起有晕丝者，浆行也。如不满，再浴。力弱者只洗头面手足，如屡浴不起者，气血败矣，不可再浴。始出即痒塌者，皆不可浴。痘不行，乃气血所滞涩，腠理固密，或风寒外阻而然。浴令暖气透达，和畅郁蒸，气血通彻，每随暖气而发，行浆贯满，功非浅也。若内服助气血药，借此而升之，其效更速，风寒亦不得而阻之矣。

洗　青　盲

昔武胜军宋仲孚患此二十年，用此法二年，目明如故。青桑叶新研焙干，逐月按日就地烧存性，每以合子磁器内煎减二分，倾出澄清，温热洗目，至百度，屡试有验。正月初八日，二月初八日，三月初六日，四月初四日，五月初六日，六月初二日，七月初七日，八月二十九日，九月十二日，十月十三日，十一月初二日，十二月二十日。

熨　法　门

痞　积

艾绵四两，捏如患大，川椒四两，拌艾中，粗草纸包安痞积上，以汤壶熨，内有响声即消。

皮　熨

治气痛之病，忽有一处如打扑之状，不可忍，走注不定，静时其处冷如霜雪，此皆暴寒伤之也。白酒煮杨柳白皮熨之，有赤点处，镵去血妙，凡诸卒痛，熨之皆止。

吸　法　门

还　魂　丹

治急慢惊风吹鼻。

二寸蜈蚣，一分麝香，四两白芷、天麻，更加二钱黄花子，死在阴司要返家。共为末，吹鼻即苏。

青 火 金 针

治头风。

火硝—两　青黛　川芎　薄荷各—钱

为末口含，冷水用此吹鼻。

伤 寒 咳 逆

服药无效。

雄黄三钱，酒一盏，煎七分，乘热嗅其气即止。

水肿上气

熏黄一两　款冬花二分　熟艾一分

以蜡纸铺艾，洒二末于上，狄管成筒，烧煨，咽三十口则瘥。三日一剂，百日断盐醋。

烧香治瘵

元参一斤　甘松六两

上二味为末，以蜜一斤和匀，入瓶中，封闭地中，埋窨十日，取出，更用灰末六两，蜜六两，同入瓶更窨五日，取出烧之，常令闻香自愈。

冬月喉痹

肿痛不可下药者。

蛇床子烧烟于瓶中，口含瓶嘴吸烟，其痰自出。

一切咳嗽

不问久近，昼夜无时。

佛耳草五十文　款冬花二百文　熟地黄二两

上焙研末，每用二钱，于炉中烧之，以筒吸烟，咽下有涎吐出，两服愈。

碧云散

治目赤肿胀，羞明昏暗，隐涩疼痛，眵泪风痒，鼻塞头痛，外翳扳睛诸症。

鹅不食草晒干二钱　青黛　川芎各一钱

上为细末，噙水一口，每以米汁搐入鼻中，泪出为度。

头 风 苦 痛

大蒜头七个去皮，烧红地，以蒜逐个于地上磨成膏子，却以僵蚕一两去头足，安蒜上，碗覆一夜，勿令透气，只取蚕研末搐入鼻内，口中含水更效。

石 南 叶 散

小儿误跌或打著头脑受惊，肝系受风，致瞳人不正，观东见西，观西见东。

石南一两　藜芦三分　瓜丁五七个

上为末每吹少许入鼻，一日三度，内服平肝药或加牛黄。

单 蛾

姜黄一片，红枣去核二枚，巴豆三粒，同捣如泥，用口津调和，分作二丸，用绢包好线扎，男左女右，一握手，一塞鼻，盖被出汗即愈。此药治三人，如干用吐津拌匀，包扎，如法治之。倒睫拳毛，因风入脾经，致使风痒，不住手擦目，久则赤烂，拳毛入内，木鳖仁捶烂，以丝包作条，左患塞右鼻，右患塞左鼻，其毛自分上下，再服蝉蜕药自愈。

杂 法 门

痔 疮 坐 袋

乳香　没药　龙骨　赤石脂　海螵蛸　轻粉　木鳖

各三钱

上共为末，以绢盛之，每日坐，不必洗。坐二十一日，无不愈。

湿疮踏袋

治寒湿疮并脚气。

川椒一斤，盛粗布袋中，放火踏上，下用火烘，跣足踏其上。盖椒性热而散，加以火气上逼，寒湿自去而愈，甚妙。

钓 骨 丸

栗子肉上皮半两为末，鲇鱼肝一个，乳香二钱五分，同捣为丸，桐子大。看骨哽远近，以线系绵裹一丸，水润吞之，提线钓出也。

黄疸取黄

扛连纸一张，裁为四条，笔管卷如炮竹，或口上糊粘固，外用黄蜡一两，铁杓将纸筒四围浇匀，不可使蜡入内，患人仰卧，筒套脐上，外以面作圈，护定勿倒，头上点火烧至面所剪断，另换新筒。看脐中有黄水如鸡子饼者取出，轻者四五根，重者六七根，取尽黄为度。

香橼包法

治头风。

香橼不拘新旧一枚，切开，鸭蛋一枚，煮熟切两半，开入香橼内，每边包在太阳上，得热即愈。

耳鸣塞耳

乌头烧灰，石菖蒲等分为末，绵裹塞之，日再塞为效。

产妇衄血

口鼻起黑气，名胃肺败。

红丝线一条，本妇顶心发二根，扎紧中指节效。

消毒灯照

一切痈疽发背，无名肿毒，及对口诸疮，已溃未溃，无不神效。

一二十年旧船底上石灰，生青桐油调，将光青布照疮大小摊贴，又用青布作捻，蘸桐油点火，在疮上打碎，觉痒爱打，不论条数，灰干换贴，再打，知痛为度，红退毒消神效。

掌中取积

甘遂　巴豆　干姜　韭子　槟榔各等分

上为细末，收米饭为丸，如弹子大。用时早晨花椒汤净手将香涂掌中，次将药擦，一时便泻。欲止，以冷水净手即止。大小胸中有积皆治。

神灯照法

川椒　艾叶　红枣　芫荽　茵陈　乳香　白芷梢　陈香橼　安息香

上共为末，作纸捻熏照。

缩赘瘤

甘草煎膏，笔妆之，四围上三次，乃用芫花、大戟、甘遂等分为末，醋调，别以笔妆其中，勿近甘草，次日缩小。又以甘草膏妆小晕三次，如前，仍上此药，自然焦缩。

教医官钓骨法

盐麸子根捣烂，入盐少许，绵裹以线系定，吞之，牵引上下，便钓出也。

提 金 散

大便闭塞，服药不通者。

沧盐三钱，屋檐烂草节七个，为末，每用一钱，竹筒吸入肛内一寸即通。

臌 胀 取 水

真轻粉二两　巴豆四两　生硫黄一钱　加麝更妙，同研成饼，先以白帛一片铺脐上，以药饼放外上，用绵绑住，约人行五六里，自能泻下黄水，待至二五度，除去药，温粥补之。久患隔日取，日一饼，可治二三十人。病愈后，忌饮凉水。

黄 疸 取 水

大鲫鱼一个，为背者连目鳞骨俱捣烂

上加麝香三分，同鱼熟，捣成饼，再加麝香二分，入居饼中间，贴在脐上，将荷叶二三层贴饼上，用布缚，不及周时出黄水即消，永不再发。

劫 肿 法

治水肿及肿核肿毒。

凡水肿胀药未全消者，甘遂末涂腹，绕脐令满，内服甘草水，其肿渐去。若脚气上攻，结成肿核，及一切肿毒，用甘草、甘遂末水调敷肿处，即浓煎甘草汁服，其肿即散。

头　痛

生萝卜取自然汁,入生龙脑调匀,昂头使人滴鼻孔,左痛灌右,右痛灌左,俱痛并灌之,其效如神。

又　法

蓖麻子一粒捣碎,同枣肉、葱须共捣匀,丸如黄豆大,外用丝绵裹之,纳鼻孔,少顷必有清涕流出,即将丸药取出,其痛即愈,永不再发。

引 火 法

人病厥逆之症,不敢用药,以此治之。吴茱萸一两为末,以面半两,水调成糊,以布摊成膏,贴涌泉穴内,则手足不逆矣。

又　法

附子一个为末,米醋调成膏,贴涌泉穴上,然后用六味汤大剂与之,火不再发。

衄　血

左鼻孔出血者,以色丝扎右手中指根。右孔出血,扎左手中指根。俱出者扎二指根。

温剂种子

五灵脂　白芷　青盐各二钱　麝香一分

上为末,以荞麦汤和搓成条,圈于脐上,以药入其中,用艾灸之,但脐内微温即愈,不过二三度。

卷　三

伪　品　门

假　冰　片

真片脑形如冰雪，如假造者其性亦寒，用之颇与同功，往往欺人，亦得高价。用新砖一枚，纳于厕中，一二月取出，用新汲水洗十分净，于室中阴处，下用新砖阁，上用新砖盖之，待霜出冰雪收之，如此数次，霜尽而止，用磁罐与潮脑同包，取其香气，智者辨之。

樟　冰

樟脑不拘多少研细，同筛过壁土拌匀，摊碗内，以薄荷汁洒土上，又以一碗合定，湿纸条固缝蒸之，少时，樟脑飞上碗底，即成冰片脑子。

又

用铜盆以陈壁为粉糁之，却糁樟脑一重，又糁壁土，如此五重，以薄荷安土上，再用一盆覆之，黄泥封固于火上，款款炙之，须以意度之，不可太过不及，勿令走气，候冷取出，则脑升于上盆，如此三次，可充冰片也。

又

樟脑每一两，用黄连、薄荷六钱，白芷、细辛四钱，荆芥、密蒙花二钱，当归、槐花一钱，以新土碗铺冰片于底，安药在上，入水半盏，洒脑于上，再以一碗合之，糊口安火煨之，待水干取开，其脑自升于上，以翎扫上，形似松脂，可入风热眼药，人亦多以此乱片脑，不可不辨。

假 雄 黄

荷叶灰、头发灰、桑木灰、石灰各等分，以上好石黄放灰内微煮，数日取出，透明即成雄黄。

假 胆 矾

漆绿半斤，以蓖麻叶一斗许捣汁，净猪胆四个，河水一大碗同煮，将干，入硇砂一钱五分，搅匀至干为度。每七两用净盆硝一斤，一处以有嘴砂铫熔开搅匀，用明矾研碎入猪胆中，阴干取出，如色欠绿，再换新胆，如上法，或牛胆。

又

朴硝入牛胆中阴干，隔年后，取其色与胆矾同，其矾亦相去不远也。

假 胡 椒

用豌豆以蓼子、草乌、生姜三味切碎捣烂取汁，浸豆蒸软，如此三度，换新汁浸此。用石灰末，以文武火炒豆，皮绉为度，其味如真。

假 乳 香

择有瘿松树锯开瘿，就上凿一孔，以糯米一升作饭，盐一斤拌匀，再杵成糁入孔中，却以原锯锯下瘿封之，盐泥固济，百有二十日足，取出，即成乳香矣。

假 象 皮 膏

治扑打及金刃伤血出不止者，用之并收口如神。

蚕豆炒去壳，取豆捣细和匀，蜡熔为膏，摊贴如神。

法 制 门

法 制 青 皮

醒酒益胃消食如神。

青橘皮一斤，浸去苦味瓤拣净　　白盐花五两　　炙甘草六两
茴香四两

上以甜水一斗煮之，不住搅，勿令著底，候水尽，慢火焙干，勿令焦，去甘、茴，只取青皮密收用。

乌 龙 胆

治一切喉症喉蛾喉痹。

明矾末盛猪胆中，风干研末，每吹一钱，取涎立效。

白 豆 蔻

白豆蔻一斤　　檀香五钱

上为细末，甘草膏为衣，不拘时细嚼。内再加片脑

一钱，亦为末共研。

法 制 橘 红

橘红_{十二两}　檀香_{五钱}　白豆蔻_{五钱}　片脑_{一钱}

上为细末，甘草为衣，不拘时细嚼。

法 制 槟 榔

槟榔_{一斤}　檀香_{五钱}　白豆蔻_{五钱}　木香_{三钱}

上为细末，同甘草膏为衣，不拘时细嚼。

法 制 芽 茶

清热化痰，消食止渴。

芽茶_{一斤}　檀香_{五钱}　白豆蔻_{五钱}　片脑_{一钱}

上为细末，同甘草膏为衣，不拘时细嚼。

香　　茶

芽茶_{二两}　麝香_{一分}　硼砂_{五分}　儿茶末_{一两}　诃子肉_{二钱五分}

上共研末，甘草汤为丸为片任意，并治痰火症，及口臭口干生疮皆验。

又

孩儿茶　木樨花_{各一两，晒干焙研}　薄荷叶_{晒研，一两}　硼砂_{去脚，五钱}

上为末，用甘草膏和药，作小片噙咽。

法 制 枳 实

治消胀满逆气，除胸胁痰癖。

枳实_{一斤}　檀香_{五钱}　片脑_{一钱}

上为末，同甘草膏为衣，随时细嚼。

法 制 人 参

补益元气，轻身延年。

人参　檀香　白豆蔻　片脑

上为末，甘草膏为衣，不拘时细嚼。

法 制 桃 仁

辟瘴疠，山居尤宜服之。

桃仁一斤　吴茱萸　青盐各四两

上共炒熟，以新瓶密封，七日取出，拣去茱盐，将桃仁去皮尖，每嚼一二十枚。

造 樱 珠

好南参不拘多少，碾为细末，以胡桃仁、松子同研和匀，炼蜜丸如樱子大，每粒辰砂为衣，取红色二颗沸汤点服。

三 奇 曲

白面十斤　苍耳草自然汁，三升　野蓼自然汁，四升　青蒿自然汁，三升　杏仁四升，去皮尖　赤小豆三升，煮烂连汁研

三伏内，上寅日，将药汁拌面如造曲法，晒干收用。甲寅、戊寅、庚寅乃三奇日也，此日修合，故名三奇神曲，大有神效。

药 品 门

灵 砂

用新锅安逍遥炉火，蜜揩锅底，文武火下烧，入硫

黄二两熔化，投水银半斤，以铁匙急搅，作青砂。头如
有焰起，喷醋解之。待永不见星，取出细研，盛入水火
鼎内，盐泥固济，下以自然火升之干，水十二盏为度，
取出如有针纹者成矣。

紫　雪

疗伤寒温疟一切积热，狂易叫走，瘴疫毒疠卒死，
脚气，五尸五疰，心腹诸痰疠刺切痛，解诸热邪毒热发
黄，蛊毒，鬼魅野热毒，及小儿惊痫。

黄金一钱　石膏　寒水石　磁石各三斤，捣碎

上以水一斛，煮四斗，去渣，入犀角屑、羚羊角、
青木香、沉香各五两，甘草炒一两，丁香一两，入前汁
中，煮取一斗五升，去渣入炼朴一斤，消石二斤于药汁
中，微火煎之，柳木不住搅，至水气欲尽，倾木盆中，
待欲凝，入麝香一两二钱五分，朱砂二两，搅匀收之。
每服一二钱，潦水服，临时加减，甚者一两。

红　雪

治风热，消宿食，解酒毒，开三焦，利五脏，除热
破积滞，治伤寒狂躁，胃烂发斑，湿瘴脚气，黄疸，头
痛目昏，口鼻疮，喉痹，重舌，肠痈等症。

川朴硝十斤，去渣　羚羊角屑　黄芩　升麻各三两　人
参　赤芍　槟榔　枳壳麸炒　生甘草　淡竹叶　木香各二
两　木通　栀子　葛根　桑皮　大青　蓝叶各一两五钱　苏
枋木六两

并锉片，水二斗五升，煎九升，去渣滤过，煎沸，

下硝不住手搅，待水气将尽，倾入器内，欲凝下朱砂一两，麝香五钱，经宿成雪。每服一二钱，新汲水下，欲速行则热汤化服一两。

碧　雪

治一切积热，天行时病，发狂昏愦，或咽喉肿塞，口舌生疮，心烦，大小便不通，胃火诸病。

朴硝　芒硝　牙硝　硝石　石膏水飞　寒水石　水飞石各一斤

以甘草一斤，煎水五升，诸药同煎，不住手搅，令消溶得所，入青黛一斤和匀，倾盆内，经宿结成雪。为末，每含咽或吹之，或水调服二三钱。欲通利，热水服一两。

消　石

石脾　芒硝　朴硝各一斤

上为末，以苦参水二斗，铜铛煎十沸，入三物，煮减半去渣，煎著器中，冷水渍一夜，即成消石，可化诸石为水。

石　脾

白矾　戎盐各一斤

上为末，以苦参水一斗，铛中煮五沸，下二物，煎减半去滓，熬干，白如雪。

矾　石

新桑合槃子一具，于密室扫净，以烧地令热，洒水于上，或洒苦酒于上而布白矾于地上，以槃覆之，四面以灰拥，一日夜，其石精皆飞于槃上，扫取收上，未尽者更如前法，数遍乃止，可作饮食。

飞　黄

治缓疽恶疮蚀恶肉。

瓦盆一个，安雌黄于中，丹砂居南，磁石居北，曾青居东，白石英居西，矾居上，石膏次之，钟乳居下，雄黄覆之，云母布于下，各二两，为末，以一盆盖之，羊毛泥固济。作三隅灶，以陈苇烧一日，取其飞黄用之。

土　黄

信石一两　硇砂二钱　木鳖子肉　巴豆肉各五钱

上以信石、硇砂研末，以木鳖、巴豆捣成膏，入石脑油和作一块，油纸数重包裹，埋于土坑内，四十九日取出，磁器收贮待用。如无石脑油亦可。

元　霜

治痰火神水。

黑铅一斤烊一薄饼中穿一孔，以绳系之，将好米醋约寸许瓮口，用皮纸箬子扎紧，再以砖石压之，勿泄气，放屋下阴处，待数日取起，铅饼上有白霜拭下，每铅一斤，取霜二两为止。治噎膈每服五分，噙口内，以白汤送下。治痰火咳嗽，每服三分，照前法服。

取绿豆油

治天疱疮。

绿豆装入粗瓦瓶内，以毛竹箸一把塞紧瓶口，再用瓦盆一个，底下凿一孔，将瓶倒插于盆孔内，用砻糠炭屑烧之，其油即在箸头滴出，以碗收之，俟出火毒，用油抹点疮上，二三次愈。

油胭脂

治手足开裂。

生猪油去筋膜一两，入锅熬净，再入黄占五钱，白占三钱同化清，入银朱、黄丹各五分，搅匀，以软能摊开为妙，敷之愈。

云母粉

治百病。

云母一斤拆开揉入火瓶筑实，上浇水银一两封固，以十斤顶火煅赤，取出，却拌香葱紫连翘二件，令捣如泥，后以尖绢袋盛于大水盆内，摇取粉余渣，未尽再添药草，重捣取粉，以水盘一面于灰上，印一浅坑，铺纸倾粉在内，候干焙之，以面糊丸梧子大，遇有病者，无不效。

耿砂汞

磁瓶盛朱砂不计多少，以纸封口，香汤煮一伏时，取入水火鼎内，炭塞口铁盘盖定，凿地一孔，放碗一个盛水，连盘覆鼎于碗上，盐泥固缝周围，加火煅之，待冷取出，汞自流入碗矣。

造海石

苦瓜蒌去皮捣碎连汁，用煅过黄口蛤蜊粉拌匀，作饼晒干，入药用。有等庸医以海浮石作海石，误矣。此药最能去痰。

取 草 汞

细叶马齿苋干之十斤得，水银八两或十两，先以槐木捶之，向东作架晒之，二三日即干如经年。久烧存性，盛瓦瓮内封口埋土坑中，四十九日取出，自成矣。

鼻 烟

香白芷二分　细辛八分　猪牙皂角二分，以上焙干研　薄荷二分，研　冰片三厘　干烟丝一钱，为君干烟丝必配福建烟六七分许

上各为末，酌量配合，不拘分量，色如棕者佳。

鸡子雄黄

雄黄一斤研细，取新生鸡子黄白和之，置铜铫中，以盖覆之，封固勿令出气，微火盖上，容得手，不用太热，三日夜，勿令火绝。寒乃起之，掠去上桓，清者在下，当涌涌如水银。寒则坚，得人气复软，炼一片得十两，盛以竹筒，勿使见风，服丸如麻子大，使人肌肤润泽，冬则能温，夏则能凉，辟除寒气。

水 银 霜

水银十两，硫黄十两，各以一铛熬之，银熟黄消，急倾为一铛，少缓即不相入，仍急搅之。良久，硫成灰，银不见，乃下伏龙肝末十两，盐末一两搅之，别以盐末铺铛底一分，入药在内，又以盐末盖面一分，以瓦盆覆之，盐土和泥涂缝，炭火煅一伏时，先文后武，开盆拭下，凡一转后旧土为四分，以一分和霜入盐末二两，如前法飞之，又以土一分盐末二两和飞如前，凡四

转。土尽，更用新土，如此七转，乃成霜用之。按：水银霜即粉霜，本以汞粉转升而成，故名。此乃崔氏法，后人罕知者。

大 玉 容 丹

去雀斑痱瘰如神，敷面如玉。

白僵蚕三钱　白丁香一钱五分　白附子三钱　白芷三钱　山柰三钱　滑石五钱　硼砂三钱　白荷花瓣三钱　密陀僧三钱　白茉莉子研粉，三钱　绿豆粉二两　白冬瓜子三钱，晒研　白蜜一两五钱　为丸。

石 菖 蒲 酒

治三十六种疯悉效。

菖蒲三斤薄切，日内晒干，以绢囊盛之，好酒一坛，悬囊在内，封闭一百日，取视之，如绿菜色，以一升熟黍米纳中，十四日开出饮酒。

代 茶 汤

夏月服之代茶，健脾止渴。

白术一钱五分　麦冬去心，一钱　煎作汤服。

少 阳 丹

苍术乃天之精也，用米泔水浸半日，刮去黑粗皮，晒干捣碎，罗为细末一斤。地骨皮乃地之精也，新掘者，以温水洗净，用槌打扁去心，止取嫩皮晒干，捣碎罗为细末一斤。桑椹乃人之精也，用黑熟者二十斤，入瓷盆内，以手搓揉揣烂，入绢袋内，压汁去渣，将前二味投入椹汁内，调为稀糊，倾入瓷罐内，封口置净棚上，昼采日精，夜采月精，专待日月自然火煎干为度，捣罗为细末，炼蜜丸赤小豆大，每服十丸，无灰酒下，日进一二服，三年发白返黑，面如童子。盖此药总合恐阴雨损坏，必须旋合旋晒，一二日就干，采日月精华四十九日，从新为末，如法丸用。纵使总合，亦须用十数大盘分开晒一二日就干，免致雨坏。

固齿延寿膏

齿槁黄黑腐败，风虫作痛，腮颊红肿，大有奇功。久贴坚固牙齿，驱逐垢腻，益肾气，长养精液，壮骨强髓添精倍力。

珍珠五钱。绢袋盛之，豆腐一方，中作一小孔，将珠入孔内，以原豆腐盖之，放锅内，用绵悬锅上，不可落底，桑柴火煮一炷香为度，听用 雄鼠骨五钱，腊月内雄鼠一只，以面作饼，将鼠皮肉包裹在内，外用盐泥复包阴干，火烧红为度，冷定打破，取骨收之，听用 大小皂角五分 细辛三分，水洗晒干 青盐三钱五分 香白芷五分 秋石三钱，破故纸炒香，净五分，忌铁器 龙骨面裹，外以盐泥复包阴干，放入火烧红，冷定取骨用，五钱 鹿角霜制，五钱 沉香 广木香各二钱半 南川芎 乳香 没药 白芷 归身各一钱 怀庆熟地煮，二钱 阳起石 象牙末 白蜡各五钱

上各研细末，俱作二分，用蜜煎罐一个，先将白蜡化开，次后下一分药面，桑柴文火溶开蜡，将药搅匀，外用呈文纸二张，将前药一分散在纸上，用手擦磨药面在纸上下周围后，将罐内药化开，搅匀，倾在纸上，用熨斗文火熨化，上下周围，俱用药汁走到，切条，临卧贴在牙上，一夜，明日清晨，将药条取出，其条就黑，

牙齿坚固。

齿　药

此方出西域莲花峰神传仙方，向有碑刻，今已断碎无存。

歌曰：猪牙皂角及生姜，西国升麻熟地黄，木津旱莲椤角子，细辛荷叶<small>剪荷花叶心子用</small>要相当。上以青盐等分同，烧煅研细使最良，揩齿固牙须鬓黑，谁知世上有仙方。

屠　苏　酒

赤木桂心<small>七钱五分</small>　防风<small>一两</small>　菝葜<small>五钱</small>　蜀椒　桔梗大黄<small>各五钱五分</small>　乌头<small>二钱五分</small>　赤小豆<small>十四枚</small>

上以三角绛囊盛之，除夜悬井底，元旦取出，置酒中煎数沸，举家东向，从少至长，次第饮之，药渣投井中，岁饮此水，一世无病。

又　方

大黄<small>一钱六分</small>　桔梗<small>去芦</small>　川椒<small>去核，各一钱五分</small>　白术桂心<small>各一钱八分</small>　乌头<small>去皮尖，一钱</small>　吴茱萸<small>一钱二分</small>　防风<small>去芦，一两</small>

上为咀片，绛囊盛悬井中或水缸中，除夕制，元旦寅时取出，以无灰酒煎四五沸，取饮，自幼至长。

造矾华矾精法

新桑合槃子一具，于密室中扫净，以火烧地，令热，洒水于上，或洒苦酒于上，乃布白矾于地上，以槃覆之，四面以灰拥定，一日夜，其石精皆飞于槃上，扫取收上。未尽者，如前法数遍乃止，为矾精。若欲作水，即以扫下矾精一斤，纳三年苦酒一斗中渍之，号曰矾华，百日弥佳。若急欲用，七日亦可。

食 品 门

茶 松

白糖一斤　南薄荷末一两　北细辛三钱　芽茶末二两
拌匀任用，或加麝香少许。

醉 茯 苓

华山挺子茯苓，削如枣大方块，安新瓮内，好酒浸之，纸封一重，百日乃开，其色当如饧糖，可食一块。一日至百日，肥体润泽，一年可夜视物。久之肠化为筋，延年耐老，面若童颜。

茯 苓 酥

白茯苓三十斤，去皮薄切，曝干蒸之，以汤淋去苦味，淋之不止，其汁当甜，乃曝干筛末，用酒三石，蜜三升相和，置瓮搅之百匝，密封勿泄气。冬五十日，夏二十五日。酥自浮出酒上，掠去，其味极甘美。作掌大块，空室中阴干，色赤如枣，饥时食一枚，酒送之，终日不食，名神仙度世云。

络 索 米

治脾胃虚弱，不思饮食，食下不化，病似反胃膈噎。

清明日取柳枝一大把，熬汤煮小米作饭，面洒成珠子，晒干，袋悬风处。每用滚水随意下米，米沉住火，少时米浮，取看无硬心则熟，可顿食之，久则面散不粘矣。

香 橙 汤

宽中快气消酒。

橙皮二斤切片，生姜五两切焙烂，入炙甘草末一两，檀香末半两，和匀作小饼，沸汤入盐送下。

逡 巡 酒

补虚益气，去一切风痹湿气，久服益寿耐老，好颜色。

三月三日，收桃花三两三钱，五月五日收马兰花五两五钱，六月六日收脂麻花六两六钱，九月九日收黄甘菊花九两九钱，阴干，十二月八日取腊水三斗，待春分取桃仁四十九枚，好者，去皮尖，白面十斤同前花和作曲，纸包四十九日，用时白水一瓶，曲一块，封良久成矣，如淡再造一丸。

仙 人 粮

治虚劳绝伤，年老衰损，偏枯不遂，风湿不仁，冷痹恶疮痈疽等症。

《臞仙神隐》云：用干天冬十斤，杏仁一斤，捣末蜜渍，每服方寸匕，补中益气。

瓜 蒌 粉

治消渴饮水。

大瓜蒌根去皮寸切，水浸五日，逐日易水，取出捣研，滤过澄粉，晒干，每服方寸匕，水化下，日三服，亦可入粥，及乳酪中食之。

琼　玉　膏

常服开心益智，发白返黑，齿落更生，辟谷延年，治痈疽痨瘵，咳嗽吐血等症。

生地黄十六斤，取汁　人参末一斤半　白茯苓末三斤　白沙蜜十斤

滤净拌匀，入瓶内，箬封，安砂锅中，桑柴火煮三日夜，再换蜡纸重封，浸井底一夜，取起再煮一伏时，每以白汤或酒点服一匙。

糟　川　芎

大川芎一个入旧糟内，藏一月，取焙，入细辛同研末擦牙。

止　疟　果

大荸荠将好烧酒自春浸至秋间，如疟至不贪饮食，食则胀满不下者，每日服荸荠两个，三日愈。

三　仙　酒

治肾虚精冷之症。

烧酒一坛十斤，入龙眼肉一斤，桂花四两，白糖八两，将泥封固，愈久愈佳。

金　枣　仙　方

治水蛊肿胀。

红牙大戟一斤，红枣三斤，水煮一日夜，去戟用枣，

晒干食之立消。

药　梅

治痢疾。

木香　木通　黄芩　紫苏　砂仁　薄荷各一斤　青梅
十斤　火酒十斤

端午日入瓶内，封固，一月可用，只吃两个即愈。

养　元　散

粳米一升，水浸一宿，沥干燥，慢火炒令极熟，磨
细罗如飞面，将莲肉去心三两，怀山药二两，芡实三
两，碾米入粉内，每日清晨，用一盏，再入白糖二匙，
或黄沙糖亦可，用滚水调食，其味甚佳，久服不厌。

龙　液　膏

坚白茯苓，去粗皮，焙干为末，择取上好溪流水，
浸去筋膜，渣滓净后，焙干置磁瓮中，和以真蜂蜜，顿
调釜中，水煮一日，火用桑柴，水及药罐之半，不可没
肩，制成空心白滚汤服，烦郁燥渴，一切下部诸疾可
除。

川　芎　茶

治大人小儿感冒风寒，头疼鼻塞，遍身拘急，恶寒
发热等症。

鲜川芎梗叶切碎，如无，干者亦可　生姜切丝　陈皮切丝　鲜
紫苏梗叶切碎各等分　细茶与药相对

五月五日午时拌匀用盒盖过宿，使气透，次日取出
焙干，磁瓶收贮，用时以汤泡之，一盅乘热熏鼻，吸其

气，复乘热饮之，汗出即愈。

五 香 鸭

治胃口寒痛，手按之而稍止者是。

人参—两　白术—两　肉桂—钱　肥鸭—只

将药入鸭腹中，煮之极烂，外以五味和之，葱椒俱不忌，更以腐皮同煮，恣其饱餐食尽，如不能尽，亦听之，不必再食米饭也。一餐而痛如失矣。

莲 花 肚

治脾寒而痛，痛在心之下左右也。

肚子—个　莲肉—两　红枣—两　肉桂—钱　小茴香三钱
白糯米—合

未入药之前，照常将猪肚子洗去秽气，入药煮烂，一气顿食，蘸甜酱、酱油食之，如未饱，再用饭压之而痛如失。肚子入药之后，必须用麻线将口外扎紧，清水煮之。

香 鳗

治痨虫。

肥鳗二斤　白薇—两　小茴香三钱　甘草—钱　苡仁五钱
榧子十个去壳

同入砂锅内，用水煮烂，加五味和之，乘肥饱食一顿，以食尽为度，半日不可用茶。凡有痨虫尽皆死矣。

药 肺

治患疾病久不愈者。

猪肺—个　萝卜子五钱研碎　白芥子—两研碎

五味调和，饭锅蒸熟饭食顿食之，一个即愈。

长　寿　粉

治痨瘵症。

芡实_{八两}　苡仁_{八两}　山药_{三斤}　糯米_{一斤}　人参_{三两}
茯苓_{三两}　莲子_{半斤}　白糖

各为末，每日调服一两，如不欲调服，以水打成丸
如元宵服，上下午服最妙。

九仙王道糕

养神扶元，健脾胃，进饮食，补虚损，生肌肉，除
湿热。

莲肉_{四两}　麦芽_炒　白扁豆_炒　芡实_{各二钱}　山药_炒
白茯苓　苡仁_{各四两}　柿霜_{一两}　白糖_{二十两}

上为末，入粳米粉五升蒸糕，晒干，任意食，米饮
下。

三　仙　糕

治内伤脾胃虚弱，饮食不进，主补养元气。

人参　山药　白茯苓　莲肉　芡实_{各五两}　白蜜　砂
糖屑_{各一斤}　糯米粉_{三升}　粳米粉_{三升}

上为末，拌匀蒸糕，晒干，再为末，每取一大匙，
白汤调下，日三四次。

桂　浆　渴　水

夏月饮之，解烦渴，益气消痰。

桂末_{十九两}　白蜜_{一升}

上以水三斗，煎取一斗，入新磁瓶中，乃下二物，

打二三百转。先以油纸一重，加二重封之，每日去纸一重，七日开之，气味香美，格韵极高，令人多作之。

八 仙 茶

延寿固肾种子。歌曰：仙家别有一种茶，尽是青龙白虎芽，北海婴儿能种造，南山玉女采精华。

杜仲制，四两，麸皮炒断丝　菟丝子二两酒浸，制如常，五钱　木鳖子去油皮，十个　甘草二两，去皮蜜炙　广木香一两，不见火　小茴香五钱　母丁香大者十个　附子一个，用荞麦面一撮，包煨良久去面　沉香八钱　诃子四两，去壳　荔枝子去皮，十四个　锁阳三钱，炙　青盐八钱　熟地二两三钱，酒浸一夜，去皮　六安茶二斤

上药与茶各为细末，用甘草膏以火日修合，将蒸笼一扇，铺绢一层，将药平摊于绢上，又放绢一层，将茶一层，再放蒸笼一扇，铺绢一层，照前摊药，并尽盖之，周围用纸封固，慢火蒸一枝香。取起，乘热为丸如芡子大，入磁罐收贮，以黄蜡封口，埋地下一尺七寸。取起，每服一丸嚼化，无子者用之更妙，即如血衰发白，每日衔化一丸，满百日，白发返黑矣。久服能除百病，善化痰。切忌败血诸物脑三白酒莫服。

用 品 门

萤 火 丹

萤火　鬼箭羽　蒺藜各一两　雄黄　雌黄各二两　羖羊角煅，一两半

上俱为末，以鸡子、黄丹、雄鸡冠一具和捣于下，丸如杏仁，作三角绛囊盛五丸，带于左臂上，从军系腰中，居家挂户上，甚辟盗贼。

五色蟾墨

雄黄　银朱　胆矾　粉　藤黄　铜绿　硼砂各一两
麝香一钱

上共为末，蟾酥为条，如笔管大，阴干磨涂患处立消。

乌须铅梳

铅十两　锡三两　婆罗子三个　针砂　熟地各半两　茜根
胡桃皮各一两　没石子　黎勒皮　硫黄　石榴皮　磁石
皂矾　乌麻油各二钱半，为末

上先将铅锡入末一半，柳木搅匀，倾入，梳模子印成修齿，余末同水煮梳，三日三夜，水耗加之，取出，故帛重包五日，每以热皮衬手搓一百下，先须以皂荚水洗净。

紫霞杯

硫黄袋盛悬罐内，以紫背浮萍同水煮数十沸，取出候干，研末，十两
珍珠　乳香　琥珀　雄黄　礁砂　阳起石　赤石脂　片
脑　紫粉　白芷　甘松　山柰　木香　血竭　没药　韶
脑　安息香各二钱　麝香七分　金箔二十片

为末入铜杓中，慢火熔化，以好样酒杯一个，周围以粉纸包裹，倾硫黄入内，旋转令匀，投冷水中取出，每旦盛酒饮二三杯，百病皆消。

香 肥 皂

肥皂_一斤_　红甘松末　山奈末　北细辛末_各二钱_　潮脑_一钱_　红枣_二两_

先将肥皂去子腽研烂如泥，加药末捣成为丸。

灌 顶 油

治脑中热毒，除目中翳障，镇心明目，此大食国胡商方。

生油_二斤_　故铁铧_五两_　硝石_五钱_　寒水石_一两_　马牙硝_五钱_　曾青_一两_

绵裹入油中，浸七日，每一钱顶上摩之，及滴少许入鼻为妙。

乌头麝香油

香油_二斤_　柏油_二两，另放_　诃子皮_一两五钱_　没石子_六个_　五倍子　石榴皮　旱莲苔_各三钱_　真胆矾_一钱_　猪胆_二个，另放_　川百药煎_三两_

上共为末，先将香油熬数沸，然后将药末入油锅内同熬，少时倾出，油入罐内盛，微温入柏油，搅入猪胆，又搅令极冷，入零陵香、藿香叶、白芷、甘松_各三钱_，麝香_一钱_，再搅匀，用厚纸封罐口，每日早午时晚各搅一次，仍封之，如此十日后，先晚洗头发净，次早擦之，不待数日，黑绀光泽香滑，永不染尘垢，不须再洗，用之后，自见也，黄发亦黑。旱莲苔随处有，科生一二尺，高小如菊，折断有黑汁，名猢狲头。

八 白 散

金国宫女洗面方。

白丁香　白僵蚕　白附子　白牵牛　白茯苓　白蒺藜　白芷　白及

上八味研，入皂角三定皮，用大豆少许为末常用。

香 身 丸

治遍身炽气恶气及口齿气。

丁香一两五钱　藿香叶　零陵香　甘松各三两　香附子白芷　当归　桂心　槟榔　益智仁各一两　麝香五钱　白豆蔻二两

上为末极细，炼蜜为剂，杵千下，如桐子大。每噙化五丸，常觉口香，五日身香，十日衣香，二十日他人皆得闻香也。

七佛虎头圆

辟瘟杀鬼，除一切疫气。

虎头骨　朱砂　雄黄各一两半　鬼臼　皂角　雌黄各一两

上为末，熔蜡和丸，如弹子大，以红绢袋盛一丸系臂上，男左女右，又悬四角。如值近境疫作，晦朔夜半，各家当烧一丸，晨起各人吞下小豆大一丸，则不致传染。

女 廉 丸

五月五日，七月七日，取山林柏木锯板作枕，长一尺三寸，高四寸，以柏心赤者为之，盖厚四五分，工制精密，勿令走气，又可启闭，盖上钻米孔三行，每行四十九孔，凡一百四十七孔，内实药二十四品，按二十四气用川芎　当归　白芷　辛夷　白术　藁本　木兰　蜀椒　官桂　杜蘅　柏实　秦芄　干姜　防风　人参　桔梗　白薇　荆实　蘪芜　白蘅　飞蠊　薏苡　款花肉苁蓉　外加八味毒者以应八气风：乌头　附子　藜芦　皂角　茵草　矾　半夏　细辛　上共三十二物各五钱为末，和入枕匣，外用布囊缝好，枕百日过，面有光泽。一年体中风疾一切皆愈，而且身香。四年发白变黑，齿落更生，耳目聪明，神方秘验。此方乃女廉传玉清，玉清传广成子，圣圣相传，不可轻忽。常以袱包盖，勿出气。

蚊　烟　法

粗茶一斤　木鳖八两　雄黄四两

上共为末，醋丸弹子大，每晚用一丸烧之，去者去，不去者亦不啮人。

杂　品　门

一　枝　梅

朱砂三钱　银朱一钱五分　五灵脂三钱　麝香三分　蓖麻仁五分　雄黄五钱　巴豆仁五钱，不去油

午日午时，用脂油为膏，作小饼大。遇有重症，先将此药贴眉心正中，移时揭去。有红色散漫者可治，若

白色者不可治矣。

七圣紫金锭

治疔疮瘴气时毒等症。

上木香　苦花子　仙人薯　晚蚕沙　柏花各一钱　朱砂　雄黄各三钱

上为末，米糊为丸，毛屎梯根磨水化下。

紫 金 锭

治小儿一切危症各照引磨服。

辰砂　胆星各五钱　蝉壳　甘草各三钱　麝香一钱　蛇含石四两　一方加僵蚕、白附子各四钱，白茯苓，白术各四钱　一方加白蚕三钱，白附子五钱，减去甘草一钱，为细末，饭捣丸，每锭重五分。

鸡 子 丹

久服长生延年。

取鸡雌雄纯白者别养，得其卵，扣出黄白，取丹砂和入卵，蜡封其口，还令白鸡同子抱之，待鸡出，药成和以早服，如黄豆大，日二三丸。

雁 腹 丹

除万病延年。

丹砂三斤，沿下筛，盛以重练囊，纳雁腹中，缝腹令合蒸黍下，炊以桑薪，三日三夜，出以白蜜丸如黄豆大，每服二丸，日三次。

观音救苦丹

硫黄一钱　硝一分　麝香一分

上共为细末，先将硫熔化，后下硝、麝搅匀，倾铜盆摊极薄片，切作米粒米大，放患处，点火灸之。毒大者五粒，小者二三粒。

十 香 丸

乳香　没药　花椒　硫黄_{各一钱}　水银_{三钱，用唾研如泥}麝香_{三分}　蛇床子_{炒，五钱}　大枫子_{去壳，二两}

上共研碎，旧白油烛或油胡桃作丸，擦疥疮神效。

神 妙 痧 药

北细辛_{三两}　荆芥_{六钱}　降香末_{三钱}　郁金_{一钱}

上共为末，每用一茶匙放舌，冷茶送下，或津咽下。

痧 药

白胡椒_{一两}　牙皂_{一钱}　火硝　檀香末　明矾　丁香蟾酥_{各三钱}　北细辛_{二钱}　冰片　麝香_{各五分}　金箔_{量加}

望 梅 丸

能生津止渴，旅行带之，每含一丸可代茶。

盐梅_{四两}　麦冬_{去心}　薄荷_{去梗}　柿霜　细茶_{各一两}　苏叶_{去梗，五钱}

上为细末，白霜糖四两，共捣为丸，如鸡豆大加参一两更妙。

软 脚 散

歌曰：软脚散中芎芷防，细辛四味研如霜，轻撒鞋中行远道，足无箴泡汗皆香。

防风　白芷_{各五钱}　川芎　细辛_{各二钱半}

行远者撒少许于鞋内，步履轻便，不生箴泡，足汗皆香。

火龙丹即痧药

牛黄一钱　麝香二钱　冰片一钱　朱砂二两研飞　荜茇一钱
真金箔五张　雄黄三两, 研　火硝一两　硼砂五钱　牙皂一钱

上各研细，端午午时合。如遇痧胀腹痛，将此药嗅鼻，并放舌尖上，咽下亦可。

蟾酥丸

雄黄三钱　麝香三分　木香一钱　俱不可见火，加苍术三钱，蟾酥为丸，如小米大，朱砂为衣，如难丸，少加米饮，每用二三丸放舌尖上化下，加入西牛黄、金箔，端午午时合尤妙。

又　方

沉香锉细　母丁香　朱砂水飞　雄黄各五钱　麝香三钱
广木香一两　苍术茅山者, 米泔浸, 去毛, 净末, 二两　蟾酥三钱

上药俱忌见火，为细末，将火酒化蟾酥为丸，不就，加米饮丸，如米大，每服二三丸，放舌尖上化下。

白　梅　丸

生津止渴。

白糖三斤　白盐梅一斤, 去核　薄荷叶一两　檀香六钱
上为细末，滴水丸芡实大，每服一丸，不拘时噙化。

梅　苏　丸

生津止渴。

白糖二斤　　乌梅肉二斤　　紫苏叶二两　　炒盐一钱五分

上为细末，滴水丸芡子大，每服一丸，不拘时含化。

龙脑鸡酥丸

消渴凉上膈，除邪热，止咳嗽、吐血、鼻血、胃热、口舌痛，肺虚气损失声并治之。

银柴胡　　阿胶炒成珠　　蒲黄炒　　人参　　木通各二两　　生地黄六两　　麦冬四两　　炙甘草一两半　　黄芪一两　　薄荷叶一斤

上为末，蜜丸芡子大，每服一丸，食后噙化。

参　杏　膏

止咳嗽化痰。

人参　　款冬花　　诃子　　贝母　　五味子　　桑白皮　　紫菀　　杏仁　　阿胶　　茯苓　　甘草各五钱

上为末，炼蜜为丸，如芡实大，每服一丸，不拘时含化。

上　清　丸

利咽膈，清上焦热，口生疮。

薄荷　　防风　　桔梗各二两　　川芎　　砂仁　　甘草各一两　　片脑一钱

上为末，蜜丸芡子大，每服一丸含化。

玉　泉　丸

盐霜梅肉一两　　干葛　　桔梗　　薄荷各二两　　诃子　　乌叠泥　　元参各五钱　　天花粉三钱

上为细末，蜜丸黄豆大，每服一丸，不拘时含化。

太 仓 丸

治脾胃饥饱，不时生病，及诸般积聚，百物所伤。

陈仓米四两，巴豆二十一粒，去皮同炒至米香至豆黑，勿令米焦，去豆，入橘皮_{去白四两}，为末，糊丸梧子大，每姜汤服五丸，日二服。

卷　四

医　禽　门

鹤胫折断

鹤胫至脆易折，若犯此者，宜用青竹比胫略大，长三四寸，手擘两半片。地上掘白颈蚯蚓数条，去泥土，铺青竹管中，用线扎定。仍用数条，唊之，候饭顷，即如旧。此万金不易之方也。

鹤　病

饲蛇鼠及大麦煮喂之。

南禽发风

如鹦哥、八哥、白鹇、锦鸡、孔雀之属，发风不食，尾尖上有小肉珠圆如豆大，以针挑破即愈。

金　雀

凡新捕到金雀，必欲以水洗其足，令十分干净，却以舌于其顶上顺舔之数十条，然后置笼中，如此永不死。否则必至于死，此妙法也。

鸽　病

古墙中螺蛳槁壳，并续随子、银杏捣为丸，每饲十丸愈。鸽性嗜豆，绿豆性冷，多食则病，受烟火之气则病，不见阳光则病，不获沐浴则病，不得沙石则病。热病作喘，冷病下稀，热疗以盐，冷疗以甘草。

孔 雀 病

饲以铁水即愈。如盛夏患眼病，以鹅翎筒管灌青油少许，清水洗之，眼不开，擘口啖小鱼虾及切蒻少许啖之，晾冷，勿与咸醋杂食。

鹦 鹉 病

鹦鹉性最畏寒，冷则发颤如瘴而殂，饲以余甘可解。

画 眉 病

画眉春令正当分对之时，若入笼一年可矣。即明春照前分对之时，食不能食，叫不能叫，名发氲。笼内取出，尾上验尖，挤出白浆，过数日，叫口如前，仍然搧打。凡鸟喉哑，用铜末一撮，或古老钱，或诃子，任用一件，入水汁内浸之，饮其水，声响如前。

鹞 子 病

鹞子有病而不知何病，宜用蜂蜜奶子油及鲜熟肉或小鸡肉尤妙，三样和匀，与食则愈。鹞子或在手腕，或在栖木，屡次气喘忧闷，少食鲜肉后，出粪黑臭，因腹内有臭液，或食恶肉，或食野药之故。用毛齿苋略捣烂，并奶子油羊羔肉和为食。

又   方

葡萄汁煎三分，去二止留一分，最甜者与鹞子饮，间一日，将此鸽给鹞子食之则愈。凡瘦而忧闷，及毛竖起者，此方食之获痊。凡试鹞子有病与否，先置鹞子于足下，后持肉高悬，引教飞上扑食则无病，否则有病。或以铜末钱末拌肉与食，如食则五脏不佳。又宰羔羊肺带热与，食肺而尽，则无病，食之不安，难化，第二日有忧闷状，则有病。一出粪不间断，不捆在架上安平嘴抹内翅，自下而上，其翅如擦油光润，大腿均平翅内，两脉平和，以上皆无病之征。或因外热而口开舌头喘气，或因内热而眼闭，脚一伸一缩，毛竖起，或因劳倦而口闭翅下垂，鼻中呼气，一切皆有病之征。若出粪绿色，在架拳曲不起，乃死之征也。

了　哥　病

春月羽毛上生虫多蛀死。

吴茱萸煎汤放令浴之，蛀虫即死。

黄　头　病

有拔肚毛者。

蛇壳焙燥，研细拌粉内，食之即愈。

鸡 一 切 病

真麻油灌之。

鸡　　瘦

土硫黄研细拌食则肥。

鸡　　瘟

磨铁浆染米与食则愈。

鸡 水 眼

白矾敷之。

鸡 哮

芒硝一小块，如指大，灌之即愈。

鹌 鹑 病

白膜闭眼者，名水眼。不治则瞎，须常常看视，若有此病，饲以蚯蚓便愈。后又饲以蜘蛛、苍蝇、土蜂等物，败其余毒，而斗亦多狠。

鸡 瘟

巴豆一粒捣碎，香油调，灌入口即愈。

又 方

绿豆粉水和成条，喂数次愈。

医 兽 门

马 证

热虫嗓黑汁，鼻有脓哐喘，水草不进。

黄瓜　萎根　贝母　小青　桔梗　吴蓝靛花　桃仁　大黄　白鲜皮　黄芩　郁金各二两　马牙硝　黄柏各四两

上研末，验患相当及常要唉，重者药三两，地黄半斤，豆豉二合，蔓青油四合，合齐前药唉之，至晚饲大效。虫嗓重者，用葶苈子合令紫色，捣如泥，桑白皮一大握，大枣二十枚去核，以水二升，煮取一升，去滓，入葶苈末调匀，适寒温而灌之。隔日再灌，重者不过三次。若虫嗓马鼻沫出梁肿出起者不治。虫嗓十年者，酱清如胆汁者，半合分两服，灌鼻内，每灌一两，日将息，不得连灌，即损马也。急黄黑汗右割取上断讫取旧靴头皮水浸汁灌之，如不效，用大黄、当归各一两，盐半盏，以水三盏，煎取半盏，分两服灌之，如再不效，针破马尾尖，出血即效。

起卧胞转及肠结

细辛、防风、芍药各一两，盐一盏，水五盏，取半盏，分二服。灌后灌前用芒硝、郁金、寒水石、大青各一两，水五盏，煎半，以酒油各半盏搅匀，分二服，灌口中妙。

胞 转 欲 死

小儿尿和水灌之立瘥，捣蒜纳小便孔中，深五寸亦可。

频 骨 胀

羊蹄跟四十九个，烧灰熨骨上，冷换之，如无斗蹄跟，杨枝指大者炙熨之。

后 跨 冷 跋

葱姜各五两，水五盏，煮取半盏，和酒灌之。

治 马 蛆 蹄

槽下立处掘一尺方，埋鸡子许大石子，令常立石子上，一二日即瘥。

骑马走上坂

用木于腹来去刮擦，以手纳后孔，令探粪出即愈。

探法剪去手指甲，以油涂手，恐伤破马肠。

治 疥

黄豆炒焦，用生麻油捣烂敷之，先以醋泔水洗净。

又 方

先以皂荚水或米泔净洗，次用樗根末和麻油涂，令中间少空放虫，不得多涂，恐疮大。

又 方

巴豆、腻粉研细末，麻油涂定，日洗涂数次妙。

目 晕

用霜后干谷树叶为末，一日两度，以芦管吹眼中。

治哐喘毛焦

大麻子油拣净一升，饲之大效。

诸 疮

昆沙、夜合花叶、黄丹、干姜、槟榔、五倍子为末，先用盐浆水洗疮后，用麻油，加轻粉调敷。

疥 癞

杜蘅生捣擦，或为末敷之亦可。

又 方

生胡麻叶捣汁灌之。

又 方

藜藿末水调涂妙。

鼻内癞病

荞麦磨粉灌，仍用麦杆饲之。

伤　水

先烧人乱发，熏两鼻，后用川乌、白芷、胡椒、猪牙皂角各等分，麝香少许为末，用竹筒盛叶一字，吹入鼻，须臾打嚏，清水流出即效。加瓜蒂兼治一切中结病症。

马　瘦

狗肉汁灌之。

诸　病

白凤仙花连根叶熬膏，遇马有病，抹眼四角上，汗出即愈。

马 后 抽 破

马尾后抽为抽髻，方破者以蛇蜕烧灰，香油调敷，或干掺一二时即愈。

发 汗 散

治骡马久咳不止。

川芎　陈皮　青皮　紫苏　百合　当归　附子　小茴香各等分　姜七片，葱七茎，莲须生酒一斤半煎熟，候温灌下，拴暖房用鞯盖之，取汗后补药再服三五剂。麻黄　桂枝　甘草　枳实　连翘　麦冬　杏仁　天冬　蒲黄　桔梗　花粉　当归　青皮　陈皮　郁金　香附　生地　熟地　防风　荆芥　萝卜子　茴香　川芎　黄芪　桑皮　白芷　以水酒各一盅煎热擂碎，加麻油一盅，蜜二两，鸡蛋两个，同煎灌之，连日服。

治骡马驴寒胃

兜铃 紫菀 芒硝 大黄 甘草 青皮 桑皮 连翘 栀子 苦参 天冬 麦冬 防风 荆芥 知母_{各一两}

上分三剂擂碎同灌。

牛症肩烂

旧绵絮三两烧存性，用麻油调敷。

漏 蹄

紫矿为末，猪油和，纳蹄中，烧铁篦烙之。

一切疥癞

杜蘅研为细末敷之，或生捣涂亦可。

又 方

藜芦末水调涂之。

伤 热

胡麻叶捣汁涂之立瘥。

瘴 疫

石菖蒲 淡竹叶 葛粉 郁金 绿豆 苍术_{各等分为末}

每用一两，芭蕉自然汁一升，入蜜一两，黄蜡二钱，调和灌之。未解再灌。热加大黄，鼻头无汗加麻黄，鼻口出血加蒲黄。

又 方

夏茶二两为末，和水五升灌之。

尿 血

当归、红花为末，酒煎一合灌之。

腹　胀

燕子屎一合，水调一合灌之。

噎

皂荚末吹鼻中，以鞋底拍尾停骨下。

身 上 生 虫

当归捣烂，醋浸一宿涂之。

牛　瘦

厚朴　陈皮　苍术　乌药　贯众　甘草　黄芩　川芎　当归　白术　茯苓　赤芍　熟地　枳壳　紫苏各一两

上分为剂，研末，水二碗，酒一碗，姜十片，一日灌一剂，十日定壮。

牛 马 猪 瘟

朱砂　麝香　潮脑

上各等分为末，猪吹左鼻，牛、马吹右鼻。

牛 狗 羸 瘦

泥鳅一二枚，从口鼻送入则立肥。

牛 不 吃 草

青木香四两，金银花藤一斤，煎汤灌下即好。

牛 马 猪 瘟

大黄　朴硝各五钱

上泡汤一碗灌之，泻空饿半日，用冷水一大盆饲之即好。

羊 证 夹 蹄

羖羊脂熟去渣，取铁篦子火烧令热，将脂匀篦上烙之，勿令入水，次日即愈。

生　癞

藜芦根不拘多少捶碎，以米泔浸之，瓶盛塞口，置热灶边数候味酸，先以瓦片刮患处令赤，用汤洗之，去疮甲拭干，以药涂之，两次即愈，若癞多逐渐涂之两次。

又　方

锅底墨及盐桐油各二两，调匀涂之。

猪　瘟

牙皂　细辛　川乌　草乌　雄黄　狗天灵盖

上各等分烧灰为末，吹入鼻中，用五分即可，牛、马亦可治，加麝香五厘更妙。

中　水

先以水洗眼鼻中脓污令净，次用盐一大汤碗撮就将沸汤研化候冷，澄取清汁，注少许于两鼻内，五日即愈。

猪　症

诸病。

割去尾尖出血即愈。

瘴　疫

萝卜或叶食之，不食则难救。

又　方

牙皂二钱，火煅　细辛三钱　牙硝九钱

上共为末，竹管吹三分入鼻内。

猫　证

煨火疲瘁。

硫黄少许，纳猪肠中炮熟喂之，或鱼肠中饲之。

误为人踏死

苏木浓煎汤灌之。

猫 瘦 畏 寒

龟肉喂之，又煎乌药灌之。

猫 犬 病

磨乌药灌之愈。

犬 子 病

灌平胃散。

死 胎 不 下

芒硝石末二钱，童便温服，无不效。丰城曾尉有猫孕五子，一子已生，四子死腹中，用此灌之即下。

狗　证

狗癞。

身上发癞虫蝇，百部汁涂即除去。

狗　蝇

滤麻油泽手擦，其蝇即去。

卒　死

葵根塞鼻可治。

一 切 病

水调平胃散灌之。

又　方

巴豆去壳，和平胃散灌之。

恶 犬 令 驯

天厴肉一块<small>即雁也</small>与食之，终身不吠噬，盖以气相制也。

猿　病

大蜘蛛研烂，冷水调灌，百病愈。贯众磨水灌之，并壁上蟢子与食，百病愈。小猿宜喂人参、黄芪，大猿以萝卜喂之。猿性不耐著地，著地辄鸣以死，煎附子汁饮之即愈。

鹿　病

盐拌豆料喂之，常以豌豆喂亦佳。

象 生 疮

满身如马生齿疮之状。

石蟹捣碎敷之。

驼　病

鬼臼　穿山甲　滑石　木通<small>各二两</small>

上为末，小油半斤，温水三升，饥灌之。

热 水 生 疮

山栀　黄连　知母　远志　贝母　甘草<small>各三两</small>

上为末，油半斤，水五升饱灌之。

眼 晕 遮 睛

乌鱼骨　马牙硝　铜青　白矾　青盐

上各等分为末，灯心点之。

口　疮

菩萨石　桑皮　黄丹

上各等分，以青盐少许为末，入蜜熬膏，每服一两半唉之。

二 便 不 通

桑皮　甘草各五两　大黄四两　芍药　滑石　木通各二两　穿山甲一两

上共为末，水五升，油灰汁各半斤灌之。

力 乏 欲 死

盐和面纳入口中饲之，则三日不饥。

漏　蹄

人发灰　石灰　黄丹　沥青

上为末，脂油熬膏贴之。

胎衣不下，小便秘涩

木通一两　朴硝四两

上以灰汁大油一斤，水三升，饥灌之。

驼 泻 不 止

炒盐四两　生姜二两　白矾　天仙子　赤石脂　赤黍米

上各等分为末，用酢同熬待饥灌之。

淋　沥

牙茶四两　大全子　赤麻子　通草　白丑　黑丑各二两

上为末，以袜汁一合，大油一斤，药四两，饥灌之。

鳞 介 门

鱼 病

池中遭毒翻白，急疏出毒水，另引新水养之，捣芭蕉根或粪清浇入可解。

鱼 生 虱

瘦而生白点者，名虱。虱如小豆大，形如鳖，凡山中暴雨入池，带恶虫秽气，亦令鱼生虱。凡取鱼见鱼瘦，宜细视之，有则以松毛遍浮池中则除，或以枫树皮投水中则愈。

金 鱼 生 虱

新砖一块，入粪中浸一日，取出令干，投鱼缸内，或用白杨或枫树皮投缸中亦愈。

龟 病

盐拌料豆喂之，以嘹豆草喂之为佳。

医 虫 门

蟋 蟀 病

积食以水拌红虫饲之。

冷病嚼牙

以带血蚊虫饲之。

热　病

以绿豆芽尖叶或棒槌虫饲之。

斗 后 粪 结

以青粉、小青虾饲之。

斗　伤

以自然铜浸水点之。

牙　伤

以苓姜点之。

咬　伤

以童便调蚯蚓粪点之。

并　翎

用池边水草内青白色蜘蛛喂之。

中秋不上食者

菱米、栗子煮熟喂之，柿饼肉亦妙。

牙　损

菜园中泥块内红虫喂之。

深秋老蛩受伤不上食者

雌蟹钳内生肉以米饭同捻成小粒喂之。

早秋蛩受热

用厕上蛆虫变成蛹儿，内有小虫，名棒槌虫喂解，或用稻撮肉虫蒸熟，于烈日中晒干，以麻黄根研细拌喂。随用水杨柳细须洗净，浸水饮之，能解热毒。

蛩因缺水而色昏者

以水润窝盖，用青绢浸湿放于盆内，使往来攒走，则光彩胜旧。

蛋色娇嫩者

洋沟内红虫喂之，次以盆傍于日影中照二三日，自然色胜。

蚕　病

山蚕烧灰掺之。蚕遇狐臭生人及秽体污厌则延乱不食，如知之，急焚香枫箬叶以解之。

热　病

腊月内捣磨干桑叶成面，以瓮收贮饲之，余剩做牛料甚美。

救蝇溺死

蝇被水淹死，用指轻轻捞起，取香灰拌好，置桌，久之则活，自能飞去。

花木门

花迟不发

芝麻油酱马粪二项，入水和匀，浇累次即开。

毒　蛀

花木有蛀孔，小孔用铁丝捅死其虫。若孔大用火药灌满，以火烧之，烟入虫自死。以上半月为妙。

落毛虫

凡花果树生扬剌子食叶，叶尽，秋间发，来春必死矣。用指粗甘草二三寸长，掘开土见老根，将甘草紧贴老根埋之，数日虫自落。但此法不许人见，见则不验矣。

建兰生虱

兰叶上忽生白点，谓之兰虱。用香油入水喷之，或鱼腥水或煮蚌汤洒之则除。

竹生稗

竹开花结实如稗，次年必死。治法于初花时择一二大竿截去，止留于三尺，打通其节，用粪填实，则花自止，亦不败矣。

茉莉花生蚁

以乌头煮汤冷灌之则绝，川楝叶捣汁浇亦可。

蔷薇脑生莠

以剪银铺中炉火撒之虫自死。

菖蒲无力萎黄

鼠粪和水浇之即盛。

皂角无实

根旁凿一孔，入生铁屑三五斤，泥封之即结角。

果树生虫

以多竹灯挂在树上，虫自落。

树生癞

甘草削竹钉针之自消，不可针葡萄。

解树药钉

凡木如肉桂作钉，钉之即死。用甘草水灌之复荣，初乌贼骨钉之则翳，以狗胆解之仍茂。

出樱桃虫

樱桃结实，一经雨打则虫自内生，人莫之见，须用水良久浸，候虫出方可食。

桃皮作胀

凡桃树其皮作胀，初生四年后，用刀自树本竖刮其皮，至生枝处，使胶尽出，则皮不胀不死，多有数年之活。

桃自落实

桃生子多则坠者亦多，于社日春根下，土石压其枝则实不更落。若生虫，以煮猪首淡汁冷浇之自绝。

橘 病

橘有四病，畏寒畏旱，生藓生蠹是也。冬须以犬粪涌其根，稻草裹其干，则不冻死。遇旱以米泔水浇则实不损落，生苔藓即刮去之，有蛀屑飘出，急用铁丝通之，再用杉木钉窒其孔。

桑 癞

蒲母草，状如竹叶，以此草浸汁浇之，若生桑虫，寻其穴，桐油抹之，虫即灭矣。

萝卜空心

萝卜锄起，切去叶，止留寸许，颠倒插土中，直至过年，永不空心。

花被麝冲

凡花最忌麝冲，瓜大尤忌之，须于根旁栽数株薤蒜，遇麝不损。

又　法

于上风头以艾和雄黄末焚之即如旧。

木樨受蛀

芝麻梗带壳束悬树上。

银杏不结子

雌树凿一孔，入雄树木一块，以泥封之，便生子。

曲　树　冷　直

凡树直身曲者，宜以刀竖划其凹处，则逐渐直。

树　老

凡树老，以钟乳末和泥于根上，揭去皮抹之，树复茂。

桃　树　永　年

桃树命最短，俗呼为短命树，俟栽出二三年后，以刀斫去根，上长出再斫去，则百年长盛。

兰　泣

兰者，花之君子，能知恩义，有善则报，有哀则知。所手植之人死，必以哀麻一斤挂于兰上，否则立槁，名曰兰泣。

萝卜诸菜生虫

苦参末拨之即死。

取　虫　门

牙　齿　虫　痛

镜面草半握，入麻油二点，盐半捻捼碎，左疼塞右耳，右疼塞左耳，以薄泥饼贴耳门，闭其气，仍侧卧泥耳。一二时，去泥取草放水中，看有虫浮出，久者黑，次者褐，新者白，须于午前用之。

取 牙 虫

韭子一撮，将碗底盛之，覆水中，用火烧烟，外用小竹梗，将下截劈开，以纸如喇叭样，引烟熏蛀齿，如下牙蛀者，煎韭子浓汁漱之，虫自出。

齿 䘌 并 虫

雀麦一名杜姥，俗名牛星草，用苦瓠叶三十枚洗净，取草剪长二寸，以瓠叶作五色包之，广五分，以三年醋渍之，至日中，以两包并炮令热，纳口中熨齿外边，冷易之，取包置水中，解视即有虫，长三分，老者黄，少者白，多则二三十枚，少则一二十枚，此方甚妙。

牙 齿 虫 䘌

韭菜连根洗捣，同人家地板上泥和敷痛处腮上，以纸盖住，一时取下，有细虫在泥上，可除根。

又 　 方

韭根十个，川椒二十粒，香油少许，桶上泥同捣敷痛牙颊上。良久，有虫出，数次即愈。

烟 熏 虫 牙

瓦片煅红，安韭子数粒，青油数点，待烟起，以筒吸引至痛处。良久，以温水漱吐，有小虫出为效，未尽再熏。

牙虫作痛

鱼腥草　花椒　菜子油

上各等分，捣匀，入泥少许，丸如豆大，随左右塞耳内，两边轮换，不可一齐用，闭耳气塞，一日夜取看，有细虫为效。

风虫牙痛

杨梅根皮、韭菜根厨案上油泥等分捣匀，贴于两腮上，半时辰，其虫从眼角出也，屡用有效。

虫　牙

鲜猪肚里面微洗，用竹刀刮下末，以绨纱裹末咬紧虫牙，其上虫即钻入纱内，痛立止。

寸白蛔虫

醋石榴东引根一握，洗锉，用水三升，煎去半碗，五更温服尽。至明，取一大团，永远绝根，食粥补之，榴皮煎粥食之亦良。

寸白虫痛

先食猪肉一斤，以沙糖水调黑铅灰四钱，五更服之，虫尽下，食白粥一日。

下　蛔　虫

心痛如刺，口吐清水，乃蛔痛也。白艾一升，水三升，煮一升服，吐虫出。或取生艾捣汁，五更食香脯一片，乃饮一升，当下虫出。

取心气痛虫

无问新久，以生地黄一味，随人所食多少，捣绞取汁，溲面作饦饦，或冷淘食。良久当利出虫长一尺许，似璧宫，后不复患矣。

腹中虫痛

大麻子仁三升，东行茱萸根八升渍水，平日服二升，至夜虫下。

又　　方

腹中有白虫，以马齿苋水煮一碗，和盐醋食之，须空腹下，少顷白虫自出也。

一切虫痛

狼毒杵末，每服一钱，用锡一皂子大，沙糖以水泡开，卧时空腹食，次早虫即下也。

小儿虫疮

旧绢作衣，以柏油涂之，与儿穿著，次日虫皆出油上，取下爇之有声者是也。别以油衣与穿，以虫尽出为度。

取瘰疬虫

先于疮上灸三壮，然后用药清作疮口，用新活鳝鱼截作一指大，劈开就掩在疮口，少时觉疮内痒，急揭起鱼觑鱼上，有细虫如马尾一节，虫出如卷，三五次取尽虫子后，用药敛疮口。

取足疮生虫

南方地土卑湿，人多患足疮，久生虫如蛭，乃风毒攻注而然。用牛或羊或猪肚去粪不洗，研如泥，看疮大小，入煅过泥矾半两研匀，涂帛上，贴须臾，痒入心，徐徐连帛取下，火上炙之，虫出丝发马尾千万，或青白赤黑，以汤洗之，三日一作，不过数次，虫尽出疮愈。

取疽疮虫

生麻油渣贴绵裹，当有虫出。

积年骨疽

一捏一汁出者，熬饴饧勃疮上，仍破生鲤鱼罨之顷，刮视虫出，更洗敷药，虫尽则愈。

消渴有虫

苦楝根白皮一握切焙，入麝香少许，水二碗，煎一碗，空心饮之，下虫如蛔而红色，其渴自止，虽困顿不妨，消渴有虫人所不妨。

瘘 有 虫

八月中多取斑蝥，以苦酒浸半日晒干，每用五个铜器炒熟为末，巴豆一粒，黄犬背上毛二七根炒研，朱砂同和苦酒顿服，其虫尽出也。

聤耳有虫

脓血不止，用鲤鱼醋三斤，鲤鱼醋脑一枚，鲤鱼肠一具洗切，乌麻子炒研一升，同捣，入器中微火炙暖，布裹贴两耳，食顷，有白虫出，尽则愈，慎风寒。

吐 蛊

吮白矾味甘，嚼黑豆不腥，即中蛊也。石榴根皮煎脓汁服，即吐出活蛊，无不愈者。

蠼螋尿疮

清明酿造春酒，饮之至醉，须臾虫出如米也。

取 疳 眼 虫

烂眼疳有虫，用覆盆子叶咀嚼，留汁入筒中，以皂纱蒙眼，滴汁渍下弦，转瞬间虫从纱出。数日下弦干后，如法滴上弦，又复得虫数十而愈。或用覆盆子嫩叶捣汁点目眦，三四次有虫随眵泪出成块也。无鲜叶以干者煎浓亦可。

三 十 六 黄

鸡子一枚，连壳烧灰，研醋一合，和之温服，鼻中虫出为效，极黄者不过三枚神效。

五 色 带 下

以面作煎饼七个，安于烧赤黄砖上，以黄瓜蒌敷面上，安布两重，令患者坐之，令药气入腹熏之，当有虫出如蚕子，不过三五度瘥。

臁 疮 蛀 烂

鳝鱼数条打死，香油抹腹蟠疮上，系足，顷则痛不可忍，然后取下，看腹有针眼者虫也。未尽再作，后以人胫骨灰油调擦之。

臁 疮 生 虫

小虾三十尾去头足壳，糯米饭研烂，隔纱贴疮上，别以纱罩之，一夜解下挂看，是小赤虫，即以葱椒汤洗净，用旧笼内白竹叶随大小剪贴，一日二换，待汁出尽，逐日煎苦楝根汤洗之，以好膏贴之，将生肉勿换膏药。

取 痔 虫

水银枣膏各二两，同研纳下部，绵裹纳，明日虫出。

痔 漏 有 虫

黑白牵牛各一两，炒为末，以猪肉四两，切碎炒熟，蘸末食之，食尽以白米饭三匙压之，取下白虫为效。

肠 痔 出 血

桃叶一斤，杵纳小口器中，坐蒸之，有虫自出。

下 部 虫 痒

蒸大枣取膏，以水银和捻长三寸，以绵裹，夜纳下部中，明日虫皆出。

下 部 䘌 虫

痛痒脓血，旁生孔窍。

蜣螂七枚，五月五日收者，新牛粪半两，羊肉一两炒黄，同捣成膏，丸莲子大，炙热绵裹纳肛中，半日即大便中虫出，三四度。

三 木 节 散

治风劳面色青，肢节沉重，膂间痛，或热，或躁，或嗔，思食不能食，被虫侵蚀，证状多端。

天灵盖酥炙研二两，牛黄、人中白焙各五钱，麝香二钱，为末，别以樟木瘤节、槐木瘤节各为末五两，每以三钱，水一盏，煎半盏，去渣，调前末一钱，五更顿服，取下虫物为妙。

肝劳生虫

眼中赤脉。

吴茱萸根为末一两半，粳米半合，鸡子白三个，化蜡一两半，和丸小豆大，每米汤三十丸，当取下虫。

脾劳发热

有虫在脾中为病，令人好呕。

东行茱萸根，大者一尺，大椿子八升，橘皮二两，三物合咀，以酒一斗，浸一宿，微火薄暖之，绞去渣，平旦空腹服一升，取下虫，或死或半烂或下黄汁。凡作药时，切忌言语追劳取虫。啄木禽一只，朱砂四两，精猪肉四两，饿令一昼夜，将二味和服之，至尽，以盐泥固济，煅一夜，五更取出，勿打破，连土埋土中二尺，次日取出，破开入铅口器内，研末，以无灰酒入麝香少许，作一服，须谨候安排，待虫出，速钳入油锅内煎之，后服《局方》嘉禾散一剂。

大风癞虫

苦参末二两，猪肚盛之，缝合煮熟取出去药。先饿一日，次早先饮清水一盏，将肚食之，如吐再食。待一二时，以肉汤调无忧散五七钱服，取出大小虫一二万为效。后用不蛀皂角一斤去皮子，煮汁入苦参末，调糊下何首乌末四两，防风末一两半，当归末一两，白芍药末五钱，人参末三钱，丸梧子大。每服三五十丸，温酒或茶下，日三服。仍用麻黄、苦参、荆芥煎洗之。

疠风有虫

眉落声变，用预知子、雄黄各二两为末，以乳香三两，同水一斗，银锅煎至五升，入二末熬膏，瓶盛之，每服一匙，温水调服，有虫如尾随大便而出。

大风疠虫

黄柏末、皂角刺灰各三钱研匀，空心酒服，取下虫物，亦不损人，食白粥三两日，服补气药数剂。如四肢肿，用针刺出水再服。忌一切鱼肉发风之物，取下虫大小长短，其色不一约一二升，其病自愈。

药 戏 门

大 道 丸

治荒。

黑豆一升，去皮　贯众　甘草各一两　茯苓　吴术　砂仁各五钱

上锉碎，用水同豆熬煎，火须文武紧慢得中，直至水尽，拣去药，取豆捣如泥，如芡子大，磁器盛之密封。每嚼一丸，则恣食草木苗叶可饱，且无毒，其味与饭同。

祖师修行方

白茯苓　甘菊花　松柏　香白芷各十两

共为末，蜜丸黄豆大，每服十丸送下，百日不饥。连服三服，永不饥也。不信先将一丸与鸡吃，百日不饥，要开药之日，先吃米汤或菜汤，亦可取下药来。

韩湘子脱衣方

五灵脂、半夏及天仙、狼毒、雅儿_{草乌也}等分，全捣烂，细罗三四两布袍，用水七升煎，轻轻慢火煎熬尽晒燥。来雪后穿，虽是一重单，如著十斤绵。

韩湘子煮袍鞋法

茯苓　贯众　天仙子　狼毒　草乌　白矾　五灵脂_{各一两}

上共为细末，用水一桶，同药末下锅煮袍鞋一双，汁尽晒干。冬不透风寒，夏凉不漏水。

煮 白 石 法

七月七日，取地榆根不拘多少，阴干百日，烧灰，复取生者，与灰合捣万下，灰三分，生末一分合之，若石二三十，水浸过三寸，以药入水搅之，煮至石烂可食乃已。

行路不吃饭自饱

芝麻_{一升}　红枣_{一升}　糯米_{一升}

上共研末，蜜丸如弹子大，每服一丸，水下可一日不饥。

行路不饮水不渴

白砂糖　白茯苓　薄荷　甘草_{各四两}

上共为末，炼蜜丸如枣子大，每服十丸含化，可千里之程不渴。

千 里 酒

天仙子　川乌　贯众_{各一两}　甘菊花_{三钱}　陈皮_{五钱}

甘草_{一钱}

　　上为末，糯米一升，烧酒五碗，煮作粥糜，冷定入前药和匀，瓶内封固，三七日取出，用面一斤，炒黄为末，炼蜜丸如樱桃大，并酥油金箔为衣，用时投一丸于滚汤中，即化为酒。

千　里　醋

　　乌梅一斤去核，酽醋五斤，浸一伏时，晒干，再浸再晒，以醋收尽为度，捣为末，醋浸蒸饼和之，为丸如芡子大，饮时投一二丸于滚汤中，即好醋矣。

千　里　鞋

　　治远行脚肿。

　　草乌　细辛　防风

　　上各等分为末，掺鞋底内，如草鞋以水微湿掺之，用之可行千里妙。

浆衣不透雨

　　草乌　白及　白茯苓　狼毒　白仙子　白矾_{各一两}
　　上共为末，和入浆内，衣不透雨。

暑天换袄

　　苍术　白芷_{各四两}

　　上切片，真麻油浸之，过三宿炒干，不用研，每至立夏子时，食三两，以尽为度，故著衣不热。

寒月入水

　　端午午时，取水蜈蚣不拘多少，晒干为末，每服须三五钱，暖酒送下，不可冷吃，如冷吃即生疮疖，可以冬月入水无妨。

造 梦 法

葛花阴干，百日捣末，日暮水服方寸匕，乃卧思念所欲事，即于眠中见晤也。葛花即蔨陆花也。

见 鬼 丸

生麻子　菖蒲　鬼臼

上各等分，杵丸弹子大，每朝向日即服一丸，百日见鬼也。

剃头不用刀

石黄、石灰各一两，樟脑为末，调敷即下。

女人去面毛不用线

石黄三钱，石灰二钱，为细末，水调临卧时敷面，则面毛尽去矣。

饮酒不醉

赤黍浸以狐血，阴干，饮酒时取一丸置舌下含入，令人不醉。

洗 字 去 墨

滑石二两　石灰一两　乌羊骨二两，烧灰　赤硇砂一两

共为细末，米泔水调匀，磁罐收置，背阳晒干，用时清水扎盖字上，候片刻擦去。

又 法

山中活竹将一节开一小孔，括去青入砒末于内，生漆绵缠口，待三五日，竹有霜，磁罐收贮擦字。

又 法

白羊骨煅一两　白丁香一两　寒水石五钱，半生半煅　紫碱一两

为细末，用鸡蛋开一小孔，去黄留白，调药复入壳封固，入鸡蛋内同抱，以小鸡出为度，取出，用水调擦，立刻弹去。

又 法

宫粉一钱　蔓荆七分　龙齿三分　白丁香三分　紫丁香鹰屎也，三分

上共为细末，用皮术汁调匀，以砖两块烧滚，候温，将药夹于其中，次早自干，仍研为末，用时手指擦涂于字上，其墨自落矣。

洗 字 法

西瓜一个，约重三斤半，熟者，蒂边开一孔，入官

硼砂三钱五分　砂三钱五分　硇四钱

上共为细末，入瓜孔内，悬七日，白霜自出，以翎毛扫下，又一七收用，先将清水湿字，以药擦之，待干用翎扫去，纸白新鲜。

起 字 法

明矾三两　鹰粪三钱　石灰一两　宫粉一两　雀粪三钱
阳起石一两　鹤粪三钱　透骨草一两

俱为细末，童便调将打桶盛挂阴处，发出霜，水调描字，墨自去。

墨名不染纸

端午午日，用上好京墨一块，不拘大小，入虾蟆口

中，线缚定口，于朝阳地上掘一坎，深五尺不拘，埋虾蟆在内，经四十九日，取墨写纸上，一拂便落。

灰种仙菜

术家用羊角蹄烧作灰，撒湿地，遍踏之即生萝勒，俗呼王母菜，食之益人。

驱除虎蛇神烟

麂、牛、羊、麇、犀，角各二两，烀炭四两，硝黄各二两，雌黄、雄黄二两，则虎、蛇亦远矣。

驱鼠法

桃头、椿树皮、丝瓜藤、楝青叶各等分，晒干研末，加信石一钱烧之，鼠即远矣。

扫蚊烟

端午多收浮萍，晒干研末，楝树花、团鱼骨、鳝鱼骨、信石少许，共研末，烧一次，七夜无蚊。

聚蝶

取百花心阴干夜露蜜拌，见有众蝶飞舞，将蜜涂两手心，立上风，将两手相合而搓，相向而拍，群蝶闻香皆来就矣。

拍掌唤蝶

至春来采取诸花蕊，用白马尿三日晒干研末，以川椒涂手上，却于有蝶处立于上风，拍掌即飞来矣。

浆衣去虱

白果二三十枚，加水银三分，捣野菊花三钱研末，同浆搅匀浆衣，永不生虱。

造 白 雀 法

雀方出壳未羽时，以蜜和饭饲之，则遍身生羽毛。

鸢 头 散

治鬼魅邪气。

东海鸢头黄牙，即金牙莨菪子、防葵为末，酒方寸匕。欲令病人见鬼，增防葵一分。欲令知鬼，又增一分，立验，不可多服。

擦 铜 如 银

水银二钱　白矾一两　飞丹一钱

用唾研末为度，以铜洗净，用药擦之，即红铜亦如白银。

擦 锡 如 金

胆矾一两，白矾一两，共为末，擦之，锡如金色，铁变红色。

点 斑 竹

硇砂五钱,细研　绿矾　胆矾各三钱　石灰五钱

一处再研细，入浓灰汁调匀，随奇文点，候干揩洗，其斑如自然者，磁器竹木皆可用。

又 法

硇砂五钱，石灰一两，共研米醋调点画竹上。

点 磁 器

白及一两为末，鸡子清调匀修补，以线扎紧，火上烘干如新，永不坏。忌用鸡汤。

磨 镜 丹 药

水银一两，上好锡夏秋七分，春冬八分，明矾夏秋
一钱二分，春冬一钱五分，先将锡熔化，入水银搅匀，
冷定，同研细如飞面。大略要不起霜，矾少为妙，加鹿
顶骨更妙。一云鹿骨烧灰。

写 字 入 石

龟尿炭、硇砂少许，共为末，入砚池水内，然后研
墨，以新笔写字石上，可透一分入石内。若写在木上，
或门上，可入透五分。

点 药 镜

雌黄入紫粉霜硇砂，细研末，用胶水调，任意于镜
上描鸾凤花草，候干，火烧片时，以磨镜药磨去，其画
自现。

棱 碗 胶

桐油熬熟，入沥青调稀，入石灰调合作胶。

顷 刻 成 碑

炉底不拘多少，加白矾少许，再用鹅蛋清调成锭
用。

瘦 米

采黑饭树叶，即南烛枝叶。止庵按：非也。余曾见山人作青饭，以胡
麻叶渍米为之。胡麻似南烛，实圆叶如细珠，味甘，时人皆未之见，故方言多误。
清水浸米，九蒸九晒，则米瘦如麻，每石瘦至一升，凉
水一泡，顷刻成饭，且轻少，利于持负。

巧 洗 油 迹

如衣服被麻油污垢加上桐油，如被桐油污垢加上麻

油，后将细面泡汤洗之，如不净，加紫苏汤洗之如神。

春　　球

用滤净柴炭汤三饭碗，下锅烧滚，逐渐掺下松香末约两许，急将筋旋掺旋搅，再煎几过，用篾扎圈如茶杯大，蘸汤洒空中，结泡大如碗，五色飞扬可玩，或用稻柴灰亦可。

斟 酒 不 溢

无名异磨盏口，注酒虽浮于盏，不溢出。

又　　法

用好没块周围抹杯口上，将酒斟满，盈过杯一分，其酒不溢出杯外。

葫 芦 相 打

取一样葫芦三个，挖开大口，以末和胶调填在内。一个将蜡调针砂置口内，一个将磁石末调胶置口内，一个以水银置口内，将针砂者与磁石者放在一处，两个自然相打，后将水银者放于中间，两个自然分开。

木 狗 自 走

实木一段雕狗形，以胶水并盐醋调和铁屑擦在狗头上，候干，以上好磁石一块暗藏于手内，引其狗走，随手而来。

金 杯 分 酒

取獭胆涂犀角簪上，将酒一杯斟满，将簪向杯中分其酒，两开矣。

手 帕 盛 酒

胡粉五钱　槐胶二分　鸡蛋一个用清

用水一碗拌匀，以新手巾在其药内洗三四次，熨开如故，任意盛酒，一滴不漏。

做 大 蛋

猪尿脬一个，不落水，将灰拌，用脚踏至大，不拘鸡鸭蛋，一样打破，倾碗随多少调和装入胞内，扎紧口，外用油纸包裹，沉井底一夜，次日取出煮熟，剥开胞，内黄白照旧，如大蛋一般，甚妙。

长 明 炷

谷树滋擦灯草阴干，又上一硫黄少许，一梗可点一更。

串　雅　补

清·鲁照　南厓　辑
赵小青　校注

自　序

　　方士尝言：一顶二串，湖海走遍。其方各承师技，多有名同药异。守诀为衣食谋，虽妻儿不知，因药霸而难与人言也。顾方术有四：一顶二串三抵四色。何谓顶？顶者，涌汗也。烧丹亦谓顶。串者，攻下也。毒药亦谓串。抵者，偏药抵金以欺人也。色者，拔牙、点痣、熨烙、火罐，诸戏谓色样也。恕轩所集《串雅》，与方士所传不同。然观其门分截禁，而法不外抵、色。其所云七十二截，抑或另是别传。予前二十年，尝网罗方士诸术，淘汰成编，久藏敝簏。因恕轩书多，不备择，其尤雅者类，仍其旧曰顶、串、抵、色，以其补所未备也，颜之曰《串雅补》。

　　　　　　　　道光五年腊月中旬三桥录于复经室

《串雅补》目　　录

278 串雅全书

卷 一

顶 方

元 黄 顶

此药醇而不霸，能治内外一切症，用冠诸方之首。

番木鳖一斤，泉水浸胀，刮去皮毛，劈作两片，日换山水两次，勿使移换地方。盛夏浸八九日，春秋十余日，严冬二十余日。尝之味淡不苦者，捞起晒干，掘向阳山上黄土斤余筛细，随掘随用，不可经宿。拌木鳖入锅炒燥，勿使焦黑，摊地去火，用筛格出，即为细末，收贮严密，随症施用。

此药走而不守，有马前之名，能钻筋透骨，活络搜风。治风痹瘫痪，湿痰走注，遍身骨节酸疼，类风不仁等症。每服二分，陈酒送下或随煎饮用，使调入四五厘或一二分，和服大效。

一、治痈疽疔毒初起未成者，用一分，酒下即散；已溃者，能内托败毒，去腐生新，用分许，陈酒送下；顽疮瘰疬，管漏腐骨，内服外掺，虽年久难疗者亦愈。

一、跌打损伤、金疮、破伤风、禽兽蛇虫伤咬，内服外敷。又糁诸疮，能拔毒生肌完口，一切沉疴宿疾，屡建奇功，实为外散要药，妙用甚多，真神方也。

独　脚　顶

番木鳖，清水煮胀去皮，晒燥。将酒坛黄泥杵碎筛细，拌木鳖烈火炒松，勿令太焦，筛去黄泥。将木鳖为细末，和面糊为丸如芥子大。临睡避风，或清汤、或老酒送下。一分起，至三分为止。治病悉同前顶。

黄　金　顶

番木鳖一斤，水浸胀，去毛。拣选大中小三等，用真麻油一斤，盛于铜勺内，放风炉中炭火上熬滚沸，投入大等木鳖，候其浮起以打碎，黄色为度，如黑色则过于火候，失药之灵性矣。取起。次下中等木鳖，亦如是法。三下小等木鳖，亦如是法，为细末。临用须分年少老幼，用以二分为率。少壮者，可用三四分。或在跌打重伤，又非此例。以陈年老黄米粉糊为丸，卜子大，烈日晒干藏贮。

一、感冒发热，姜汤送下。

一、狂热不识人事，薄荷汤下。

一、呕吐，砂仁煨姜汤下。

一、头痛，川芎、白芷、老姜、葱白汤下。

一、口渴，干葛、薄荷、老姜、乌梅汤下。

一、头晕不省人事，半夏陈皮汤下。

一、骨节风痛，防风、羌活、姜皮汤下。

一、火气暴升，黄柏汤和童便下。

一、哮喘痰火，陈皮汤下。

一、伤食，神曲、山楂汤下。

一、痰多气多，白芥子、半夏、南星泡汤和姜汁下。

一、小便闭涩，木通、灯芯汤下。不通，和淡竹叶汤下。

一、冷汗不止，炙黄芪汤下。

一、食隔，神曲、麦芽汤下。

一、四肢身背风痛，防风、薄荷、羌活、老姜汤下。

一、鼻塞，细辛、辛夷汤下。

一、去邪退热，远志、朱砂、竹茹汤下。

一、恶寒，老姜汤下。

一、咳嗽，姜汤下。

一、霍乱吐泻，茴香汤下。

一、水泻，浓茶汁下。

一、大便闭涩，芝麻三钱研末，白汤下。

一、年久热痰积滞、腹痛，牙皂汤下。

一、酒醉呕吐，公英、枇杷叶、竹茹汤下。

一、耳聋眩晕，竹沥汤下。

一、痰多盗汗，黑豆汤下。

一、阴症热燥，荆芥、丹皮、竹茹、淡豉汤下。

一、头风痛甚，防风、蔓荆、寄生、川芎、白芷汤下。

一、遍身骨节疼痛又兼畏寒怕热，老酒下。

一、风气疼痛，腰寒怕冷，烧酒下。

一、年久腹痛，山楂、乳香汤下。

一、年久风气疼，手足拘挛难伸，寄生、河车酒下。

一、手足痿弱难伸，牛膝汤下。

一、皮肤痒极，桑白皮汤下。

一、胁痛，木香、乳香汤下。

一、半身不遂，莫能起止。若冷痛，五加皮、地榆制酒服，半月愈。如热痛，菊花、豨莶浸酒送服，二十日愈。

一、中风口哑，生黄芪汤下。不语，薄荷汤下。

一、腰骨痛，羌活汤下。

一、阳症寒热不调，川芎汤下。

一、遍身风痛怕热，菊花酒下。

一、心气走痛，川椒、乌梅汤下。

一、腰眼痛，乳香汤下。

一、阳症结胸，大黄汤下。

一、积痛走动者，莪术、老姜汤下。

一、腹痛难忍，姜皮汤调木香末下。又使君子、川楝子、木香、乳香汤下。

一、轻[①]年肚痛，诸医不效，黑栀、明矾汤下。

---

① 轻　疑为"经"字之误。

一、痰郁积滞年深，黑栀、明矾汤下。

一、伤寒阳症痰多者，萝卜子、半夏、老姜汤下。又痰渴，硼砂汤下。

一、阳症热多，黄柏、黄芩汤下，或葱头汤下。

一、阳症狂热口渴，元明粉泡新汲水下。

一、阳症大便干涩、闭结，麻仁研新汲水下。

一、阳症小便干涩不利，六一散一钱，新汲水调下。

一、阳症转作疟疾，取向东桃柳枝各二寸，露水煎送。如阴症变疟，半夏、陈皮、山楂、艾叶汤下。

一、阳症转痢，苦参、艾叶、木香汤下；如红加银花。白加姜。

一、阴症沉重昏睡者，参芪汤下。若痰甚，姜汁、竹沥下。

一、阴症冷汗常流，参芪汤下。外用陈小麦煎汤洗澡。

一、阴症痰盛者，南星、半夏、老姜汤下。又陈皮、半夏汤亦效。

一、阴症转痢，苍术、半夏、陈皮、木香汤下。

一、伤暑口渴甚，呼水不止，六一散一钱，新汲水下。

一、伤暑面红眼昏、气喘者，新汲水泡元明粉下。

一、伤暑劳力发痧，面嘴手足变色青黑，心窝尚暖者，用前末调赤泥水灌下，俄顷，战汗如水即苏。

一、中暑，地浆水下。素中寒而中暑者，蒜头捣烂，冷水调下。

一、隔食翻胃，竹茹、枇杷叶、南枣汤下。

一、寒热疟症，逐日来者，陈皮、半夏汤下。

一、间日疟，或二、三日一发，厚朴、槟榔、山楂、半夏汤下。

一、山岚瘴气，槟榔汤下。

一、呕吐清水，乌梅、诃子汤下。

一、瘟疫时症，凉水下。

一、小肠疝气，小茴汤下。

一、呕血，白茅根斤许，煎浓汤送下。

一、吐血不止，京墨汁下。

一、劳伤虚损，咳痰带血丝者，知母、麦芽、童便下。

一、痰咳、柏叶、茅根汤下。

一、鼻血流不止，硼砂一钱为末，白汤下。

一、火眼痛，甘菊花汤下。

一、肠风下血，沥脓不止，生地、归尾汤下。

一、吐血发热，扁柏叶、茅根、藕节汤下。

一、粪后下血不止，生地榆汤下。

一、大便下血，槐花、大蓟汤下。

一、患病日久，梦与鬼交，朱砂、茯神汤下。

一、精神不宁，朱砂汤下。

一、病后精神恍惚，梦与鬼交，安息香汤下。

一、梦泄遗精，莲须汤下。

一、寝卧乱言，桃柳枝汤下。

一、羞见三光眼痛，白芍、甘菊花汤下。

一、痰迷心窍，琥珀汤下。

一、目病赤涩，甘菊、桑皮汤下。

一、眼患热痛，水煎百沸汤，置天井中露一宿，温热，调药末如浆，擦敷眼眶，的有明验。

治女科症引

一、月经凝滞不行，红花酒下。

一、血热未及信期而来，苏木汤下。

一、血虚过期不来，益母草汤下。

一、赤白带下，血淋不止，硫黄汤下。单白带，胡椒汤下。

一、苦热又吐血，乌梅、牡蛎、童便下。

一、热淋痛甚，车前、地肤子草捣汁，和陈酒下。

一、血崩，侧柏叶、山茶花、归须汤下。

一、乳痈，鹿角屑焙干焦为末，调酒下。

一、治胎衣不下，石花水澄清下。

一、产后血痛，益母丸泡姜汁下。

一、肚痛难忍，栀子汤下。

一、血毒，硫黄汤下。

一、妇人梦与鬼交，安息香汤下。

小儿科汤引

每服三、四、五、六、七厘为则。

一、啼哭无常，雄黄汤下。

一、惊风发热，薄荷、灯芯汤下。或加姜汁一匙。

一、惊风危甚，抱龙丸淡姜汤下。

一、慢脾风泄泻，莲子、薄荷、老姜汤下。

一、发热惊叫、银花、朱砂汤下。

一、大头瘟，瓮菜汤下，仍研末醋调，敷肿处。_{瓮菜即大头菜。}

一、咳嗽痰升喘急，贝母、知母汤下。

一、痰迷心窍，四肢冷逆，灯芯、姜皮泡麝香半厘下。

一、吐乳夜啼，薄荷、砂仁、姜皮、半夏、蝉蜕汤下。

一、疳积潮热时剧，麦冬、黄连汤下。

一、肚腹虚胀，茯苓汤下。

一、疳病腹痛，使君子汤下。

一、伤风恐怖惊慌，茯神、琥珀汤下。

一、食积肚痛，五灵脂汤下。

一、水泻不止，白术汤下。

一、冷泻，如水直出，参术汤下。

一、小儿耳内流脓臭，用药末和麝香少许，吹入耳内自干。

一、急惊风，朱砂、金箔汤下，再用末吹鼻。

外 科 汤 引

一、无名肿毒，银花汤下。

一、结核走窜①，防风汤下。

---

① 窜　原本作"鼠"，形误，据文义改。

一、跌仆头面身黑、肿痛，用烧酒调敷，仍用酒送服。

一、肿毒，背肿毒，皂角汤下。

一、痈疽势危，角刺汤下。

一、背疮疔毒流注，山茶花、银花汤下。

一、杨梅、天泡等疮，银花汤下。

一、痰注痎串结核，弥勒草浸酒下。

一、疬疮结核，并秽烂不堪，土茯苓汤下。

一、疬疽臭烂、不生肌肉，土茯苓汤下。

一、喉癣等疮，银花汤下，再用末吹喉立除。

一、双单喉鹅，明矾汤下。喉黄，生草汤下。

一、治五蛊胀肿，不论久近，五加皮汤下。

一、治五淋痛甚，生车前草捣汁下。

一、治通肠痔漏，脓血滴沥，秽疼难忍，土茯苓汤下。

一、四肢浮肿，木瓜汤下。

一、食蛊，石燕汤下。

九仙顶 主治汤引如前方

川木鳖一斤，水浸一日，用陈酒四吊，煎百沸，脱去皮毛，用真麻油一斤，放入锅内同煎至黄色，勿令焦枯。取起，放瓦上草灰拌干，晒燥，为细末，分作九包，包好候用。九味药汁配上九包木鳖，将九味药各煎汁一盅，每一盅放末一包，须要浸一宿，晒干，炒燥，再研细末用之。

花椒　石菖蒲　川乌　草乌　皂角　麻黄　生老姜
地葱　生甘草_{各二两}

上九味各煎汁九盅，浸药九包。各制燥为末，和匀
收藏。每服一、二、三分，小儿减半。

第九次用天花粉_{一两}，如前制，晒干为末。每服二
三分。汤引均如前所列。前方为丸服，此方为末服。

按：此药性冷，不宜轻用。须辨阴阳、强弱、虚
实，酌而用之。服药后，须避风半日。若冒风则寒战呕
吐，用黑豆或泥浆水煎滚，饮之即止。

小风门顶　_{又名独脚顶}

治一切风病。如风痹瘫痪、拘挛不仁等症。

麻黄_{一两}　官桂_{五钱}　木鳖子_{二两，水浸胀，去皮毛，切片}

共炒至木鳖黑色为度。去前二味，将木鳖为细末。
每服三厘，陈酒送下，避风出汗。如冒风呕吐、发战，
黄泥水煎姜汤解之。

大元门顶_{一名紫金丹}

治诸毒风气。量人虚实用之，症引照煎。

番木鳖_{六两}，用甘草水煮胀，去皮毛，用真麻油_{八两}
放入锅内同煎至黄色，勿令焦枯。

虎骨_{五钱，麻油炙}　茅山苍术　川芎　川断　羌活　桂
枝　白芷　当归　川乌　草乌_{姜汁炒}　木瓜　甲片　川漆
川蜈蚣　闹羊花　全蝎_{酒浸焙}　僵蚕　雄黄　乳香　没药
南星　地龙_{以上各七钱}　蟾酥_{二钱二}　麻黄_{冬四两、夏二两、春秋三}
_两

煎浓汁，打糊为丸，绿豆大。朱砂一两为衣。每服四、五、六、七、八分，酒送，避风出汗。如若冒风，以姜汤解之，或地浆水同姜汤解之。

又　方同前

番木鳖六两，水煮去皮，麻油炸黄，不令焦枯　川芎　杜仲　羌活　生草　白芷　当归　川芎姜汁炒　草乌姜汁炒　木瓜甲片　川蜈蚣　全蝎　僵蚕　雄黄　乳香　没药　蟾酥乳化　南星　闹羊花火酒炒　地龙各五钱

共为细末，麻黄四两，好酒煎浓汁，打糊为丸，绿豆大，朱砂一两为衣。每服八分起至一钱，酒送下，临卧盖被出汗为度。如走风，姜汤解。

小元门顶

番木鳖二两，甘草水煮透，去皮毛。麻油三两炸黄　当归　羌活白芷　雄黄　甲片　僵蚕　乳香　没药各一两

为末。每服七、八、九分，陈酒送下，盖被出汗。如冒风呕吐、发战，以地浆水煮姜汤解之。

大风门顶

川芎　草乌　川乌各五钱　乳香三钱　秦艽一钱五　川牛膝三钱　羌活　防风　地龙各三钱　桂枝　麻黄各一两当归五钱　虎骨三钱　白芷五钱　红花　独活各五钱　川木鳖二两，水煮胀，去皮毛，麻油炸黄　木瓜三钱　苍术　加皮　蕲蛇肉各三钱　原麝香五分　此内服方

山杨柳四两，即芫花根　朴硝一两，加山杨柳、朴硝即作糁敷药

上为细末，每服七八分至一钱，陈酒送下。治无名

肿毒，痈疽发背，筋骨疼，痛风流注。不论阴症、阳症并治。又可作糁敷，神效神速。

小风门顶

症治如前。

当归　麻黄　白芷　川芎　杏仁　生草　苍术　草乌姜汁炒　羌活各一两

为末。每服七八分或一钱为止，酒送下。盖被出汗为度。走风，解如前。

大百风顶

症治如前。

苍术　草乌头　葱头　老姜各八两

四味共捣碎成饼，入瓦罐内封固，埋土中。冬七日，夏三日取出，晒干，入后药共研末。

羌活　秦艽　川芎　白芷　麻黄　生草各一两

上为细末，同前末和匀，酒糊为丸，绿豆大。每服八九分或一钱，酒送下，避风出汗为度。

风　顶又名大风门

治麻风诸症，并痛风，跌打损伤、狗咬等症。

羌活五钱　独活五钱　秦艽三钱　僵蚕五钱　全蝎三钱　苍术七钱　白芷三钱　甲片五钱　川蜈蚣炙，十二条　川乌姜制，一两　草乌姜制，五钱　当归一两　桂枝八钱　麻黄八钱

又用虎吃不完的狗骨头煅，二两，共为细末，磁器收贮。量人虚实，照前汤引送下。

半 篷 风

专治诸风。

川乌　草乌姜汁炒　甘松根　三奈各一两　乳香五钱，制　没药五钱，制

共为细末。每服八分，多则一钱，酒送下，盖被出汗。

十 三 太 保

治风瘫，痛疽发背，瘰疬肿毒等症，立止疼痛。

川乌　草乌　附子姜汁炒　当归　甲片　龟板酒炙，各一两　乳香　没药　腰面[1]各五钱　灵仙酒炒，二两　羌活酒炒　独活酒炒，各二两。羌活、独活、灵仙三味另炒，另为细末　番木鳖四两，水煮透，去毛皮，用麻油四两，炸黄色

上各制，各为细末，和匀，收贮。每服一钱，用酒送下，避风。隔五日一服除根。上部加荆芥、防风、藁本、元参。下部加川漆、木瓜、胡椒。切忌见风。

龙 虎 丹

草乌　苍术各八两　穿山甲二两，炒成珠　补骨脂一两　白芷一两　葱白八两　老姜八两，洗净捣乱，拌乌、术二味入坛内。于三伏天盦出白毛，有香味取出，晒干

和前药为末，米糊为丸，桐子大。每服十五丸，加至三十丸止，临卧服。间一日再服，不可多用。恐见风，发战，解如前法。

治 症 汤 引

一、左瘫右痪、半身不遂，防风汤下。

---

〔1〕腰面　即雄黄面。

一、惊风，薄荷汤下。

一、手足顽麻、风痒，葱白汤下。

一、头风，川芎汤下。

一、跌打损伤，乳香汤下。

一、元虚畏冷、筋骨疼痛，葱汤下。

一、肠风痔漏下血，槐花汤下。

一、遍身痒疥，荆芥汤下。

一、寒湿气脚气，木瓜汤下。

一、胃伤食积，姜汤下。

一、皮黄水肿，姜皮汤下。

一、赤白痢疾，米汤下。

一、下部疝气，小茴汤下。

一、小儿肚腹膨胀，使君子汤下。

一、五淋，灯心汤下。

一、疟疾，桃枝汤下。

一、无名肿毒疮，酒下。

一、腰腿疼痛，核桃酒下。

万 应 丹

主治汤引照前"黄金顶"例。

斑蝥糯米泔浸一宿，炒黄色勿令焦　川乌煨　草乌炒　三棱
莪术　首乌　大茴　生地　熟地　黑丑　白丑　雄黄
五灵脂　朱砂　龟板　全蝎　甲片以上各五钱　半夏姜制
大黄　白芍　赤芍　麻黄各三钱　升麻二钱　僵蚕四钱　杏
仁二十粒，去皮，炙　生草一两　川蜈蚣十条，酒洗炙干　麝香五分

上为细末，用大黑枣_{二斤八两}，去皮核蒸熟，捣如泥，入药末，杵千下，为丸。每丸重三分，每服一丸，随症引下，症治悉照"黄金顶"引送，或陈酒送下。_{酒随量饮，孕妇忌服。}

神惠小灵丹

治附骨痈疽，诸毒疔肿。

番木鳖_{二两，水煮胀，去皮毛，用麻油二两炸黄色} 甲片_{麻油炒，一两} 草乌_{姜炒，六钱} 乳香 没药 雄黄_{各五钱} 蟾酥_{二钱} 麝香_{二分}

上为细末，酒为丸，萝卜子大。每服七分，陈酒送下。勿令见风，出汗为妙。如见风发吐，以黄泥水煎饮即解。

元门紫金丹

治一切痈疽诸发及无名肿毒、流注、恶疮，一服即消。

川木鳖_{四两，水浸，去皮毛} 麻油_{四两，炸黄色} 川乌 草乌 白芷 生草 羌活 当归 雄精 没药 蜈蚣 全蝎 蟾酥_{醋化} 乳香 闹羊花 广木香_{各三钱} 虎骨_{五钱} 麝香_{一钱} 飞罗面_{一两} 麻黄_{四两}

为末。将药粗渣泡汤，煮飞罗面糊丸，梧子大，辰砂为衣。每服大人七分，老弱并小儿服三四分。上部陈酒下，下部烧酒送下。忌见风，恐呕吐伤及元气。服药后盖被取微汗乃已。

鬼 头 顶

治四日两头[1]，亦治哮喘。

白信五钱，用豆腐一大方块，中挖一池，放信于池内，以原豆腐盖好，煮一柱香，去腐，用信、雄黄五钱，陀僧五钱，生半夏一两，为细末，炼蜜为丸，绿豆大。每服六丸，姜汤下。壮者七丸，弱者四五丸。

又 方亦名鬼头顶

专治四日两头、间日痁。[2]

白信一钱，制同前　朱砂三钱　扁豆七钱

为末。绿豆粉糊丸，卜子大，作三十二服，白汤下。

痰 毒 顶

可吐痰毒，并治疟疾。

白信五钱，制同前　生半夏五钱　生南星五钱　腰雄黄五钱

上为细末。神曲糊为丸，如卜子大。若鬼头顶之轻者三粒，痰毒顶重者四粒。若顶虚眩者，龙眼汤补之。小儿减半。

三 白 顶

专治哮病。

生明矾三钱　枯矾三钱　生月石三钱　飞月石三钱　昆山豆鼓一两　白信一钱，制如前

---

[1] 四日两头　为疟疾的一种。

[2] 间日痁　亦为疟疾的一种。

为末。神曲糊丸，绿豆大。每日清晨白汤送下五分，至眼角红即愈。

又　方_{严冬可用}

主治同前。

白信_{一钱，制如前}　生石膏_{三钱}　小麦粉_{七钱}

共为细末。水为丸，作三十二服。锅烧红，入锅内炒燥，收贮听用。

豆 蔻 顶

治疟吐痰毒，并吐清水。

豆蔻_{一两}　红信_{三钱，制同白信}　朱砂_{三钱}　陀僧_{五钱}

为末。神曲糊丸，卜子大，每服五六丸，白汤送下。此方与前“痰毒顶”不可并用，用前莫用后，用后莫用前，两方相反，慎之！或鳖甲饮、清脾饮补之。若虚冷者，以龙眼汤补之。小儿减半。

茶 叶 顶

治虫积并哮喘虫胀。

茶叶_{五钱}　青盐_{一钱}　洋糖_{三钱}　三棱_{三钱}　雷丸_{三钱}

为末。将上盐、糖煎好，后入二味调匀。每服三钱，白汤送下。治哮症痰喘，除根不发。

疟 疾 顶

白信_{一钱，制同前}　朱砂_{二钱}　绿豆粉_{七钱}

为末。每服三分，或姜汤调白砂糖送下。用此顶，量人虚实、老幼、大小，或一分、或二分、或分半、或二分半。服之即吐黄水，以冷粥汤补之，一服即愈。

朱 砂 顶

治四日两头。

白信三钱，制同前　朱砂五钱　绿豆粉三钱

为末。每服二分，冷茶汤送下。口吐黄水立愈。

疟 顶

白信制同前　陈细茶叶　绿豆粉　甘草等分

为细末。每服二十岁以上二分，二十岁以下一分五厘。五十岁以下二分，用无根水服。日日发，清晨早服。间日发，头一日晚服。

痰 顶

治痰症，亦治小儿惊风。

乌梅五枚，去核焙干　制半夏三钱　大黄三钱，焙

为细末，炼蜜为丸，龙眼大。每服一丸，滚汤化服。无论一切痰症，皆吐出。

乌 梅 顶

治痰毒。

乌梅十枚　青黛三钱　牙皂炙，三钱　朱砂三钱

为细末，炼白蜜为丸，芡实大。大人三丸，小儿一丸，清汤送下。

七 厘 顶

治斑痧肚痛、翻胃噎膈、恶心呕吐。

丁香　广木香　良姜　川椒　广皮　藿香各五钱

为末，亦可为丸，如芥子大，外用朱砂为衣，烧酒送下七粒。

痰　顶

治哮喘。

白信_{布包，绿豆煮过用}　巴霜_{各一钱}　雄黄_{三钱}　枯矾_{四钱，}制　半夏_{五钱}

为细末，绿豆粉糊丸，绿豆大。临卧时，冷茶送下一丸。

疟　疾　顶

白信_{一钱，制如前}　绿豆粉_{三钱}　陀僧_{二钱}

棕角为丸，绿豆大，雄黄为衣。每服五丸，冷茶送下。

铜　绿　顶

冷天可服，后方同用。治一切痰症。

白信_{一钱，制如前}　铜绿_{三钱}　小麦粉_{七钱}

冷水为丸，作三十二服，晚空心冷水送下。忌烟、酒、茶、饭一夜。十六岁以上可用，以下不可用。

雀　子　顶

四季可服。

白信_{一钱，制如前}　麻黄_{一钱}　雄精_{一钱}　寒水石_{煅通红，一}钱　鹅管石_{一钱}

为细末。每服一分，早空心冷水送下。隔五日一服，不可多吃。夜空心服亦可。忌烟、酒、茶、饭一日。十五服除根不发。不论冷热风痰、痰火哮喘等症。

水　门　顶

专治淋带。

黄柏—两，盐水炒　　知母—两，盐水炒　　川倍子二两　　乌梅[1]即煤炭，一名乌金石，二两

为细末。每服一两，冷水送下立止。如无煤炭，陈芦柴根烧炭代之。

斩 鬼 丹

治脾寒疟疾。

生绿豆　　马料豆各四十粒，水浸去皮　　朱砂四分九厘　　白信四分九厘，制如前

为细末。同前二豆捣细为丸，作四十九粒。每服一粒，小儿半粒。临期之日，清晨清汤送下。

回 生 丹

此即方士所用"大元门""风门"二顶之响方也。治一切杂症。汤引照前"黄金顶"例。虚症不治。

番木鳖四两　　麻黄四两　　生草—两

三味用水煮透，木鳖刷去毛，用麻油五两炸浮取起以纸包，压去油。僵蚕三钱烘黄色。

乳香　　没药各五钱，去油　　川蜈蚣火酒浸，瓦上炙　　全蝎酒洗，瓦上炙　　雄黄　　朱砂各三钱　　川山甲五钱，香灰炒　　羌活　　白芷　　生草各四钱　　当归　　大小乌[2]洗，淡姜汁炒　　草乌制同前　　闹羊花火酒炒，各五钱　　虎骨—两，羊油炙酥

上为细末，用麻黄四两并汁，打神曲糊为丸，如卜子大，外以金箔为衣。每服五分，临卧火酒送下，盖被

---

〔1〕 梅　据文义当为"煤"。
〔2〕 大小乌　据文义当为"大川乌"。

取汗。如无汗，再进一服，以出汗为度。服此药，须避风要紧。如见风即作吐、发战，以黄泥水服之即解。

顶风立效散

上治一切风症，不拘手足疼痛，不能行动者。

川乌一两，去皮脐，面裹煨　草乌一两，去尖，姜汁炒　羌活一两
海风藤二两，醋煮一夜，焙干

共为细末。每服五分。一切风症，陈酒送下。

一箭金丹

治一切痈毒痛疽、疔肿、内痈、痔漏等症。

番木鳖四两，水煮透，去皮　麻油四两

炸浮取起，为末。

乳香　没药去油，各一两　蟾酥二两

共为细末，将蟾酥火酒浸化为丸，绿豆大，朱砂为衣。每服一丸，陈酒送下。

五 虎 散 又名一醉散

治一切无名肿毒、痈疡、湿毒流注、恶疮等症。

番木鳖八两　川蜈蚣三十条　花粉　北细辛各三钱　蒲黄　白芷各一钱　紫草　甲片各五分　雄黄五分

将木鳖水煮，去皮毛。麻油十两，入前各药，煎至枯黑，去渣。次下木鳖炸松黄色，不令焦黑，捞起，为细末。每服一、二、三、四、五分，老酒送下。量人大小壮老，用药轻重。孕妇忌服。

截 疟 丹

截三阴脾疟立验。

雄黄　红信_{热重者，雄黄四厘，红信三厘；寒多者，红信四厘，雄黄}
三厘

二味共七厘，研极细末，用黑枣肉一枚研匀，作九丸，分三服。二次发期之先，服至临发时为则。譬如今日午时要发，先于昨日夜膳前用一服，白汤送下。今早又服第二服，至今日发时之前，巳时之际，用白汤送下第三服，此发较前又重，发过即不再发。此验过之方也。

假气顶

治诸般心气疼痛，气滞不行，攻刺心腹，痛连胸膈，小肠吊疝，妇人血气刺痛，立效良方。

青皮_{醋炒}　五灵脂_{醋炒}　川楝子　甲片_{土炒}　大茴_{各二钱}
延胡　良姜_{香油拌炒}　槟榔　没药_{去油，各二钱五}　广木香_{一钱}
_{二分}　砂仁_{五粒}

以上共为细末，用川木鳖_{一钱二分}切片，同前十一味拌炒令焦香，拣〔1〕去木鳖不用。将前末每服不加食盐，可生用陈酒或白汤送下，立效。

三仙顶

治风瘫痪。

生川附子_{五钱}　草乌_{一两}　紫荆皮_{二两}

为细末。每服三分，陈酒送下。虚人忌服。

八厘金

治一切痈疽发背、疔肿疮毒未成者，服之内消，甚

---

〔1〕拣　原作"楝，据文义改。

效。上部饱服，下部饥服，每服八厘，陈酒送下。

番木鳖_{水浸去皮，麻油炸枯，五钱}　蟾酥_{三钱}　僵蚕_{一钱}　乳香_{二钱}　胆矾_{一钱}　川蜈蚣_{三钱}　甲片_{一钱}　没药_{二钱}　血竭_{一钱}　朱砂_{三钱}　蝉蜕_{一钱}　全蝎_{三钱}　原麝_{五分}　牙皂_{去弦，炙，五钱}　川乌_{一钱}　雄黄_{一钱}

上为细末。端阳修合，用水泛为丸，如莱菔子大。每服八厘，小儿减半。

内　消　散

治诸毒，服此内消。_{一名五虎顶。}

木鳖_{五枚，油炸}　蟾酥_{三厘}　麝香_{五厘}　雄精_{一钱}　僵蚕_{一钱}　川蜈蚣_{三条}　甲片_{一钱五}　全蝎_{一钱}

上为细末。每服三分，酒送下。

十　宝　丹

治无名肿毒、发背痈疽等症。

甲片_{七片}　蜈蚣_{三条}　乳香　没药_{各二钱}　全蝎_{九只}　僵蚕_{三钱}　角刺_{五分}　雄黄_{一钱}　麝香_{一分}　木鳖_{油炸，一两}

上为细末。每服三分，陈酒送下，出汗。

小　锋　顶

治小儿虫咬心痛欲绝者。

五灵脂_{炒，二钱}　枯矾_{五分}

为细末。水送下，不拘时服，虫即吐出。

老葱根能化虫为水。

化　痰　顶

治顽疮不化。

石青一两　　石绿五钱

为细末，面糊丸，绿豆大。每服十丸，温汤送。有痰即吐出三两碗，不损人。

蒙石顶

一切老痰。

礞石一两　　大黄一两　　黄芩二两　　木香一两　　沉香三钱
白信三钱

上为细末。每服三五分，冷茶送下。

六陈顶

治哮喘痰症。

巴霜一钱　　白土豆腐制，二钱　　雄黄三钱　　枯矾四钱　　半夏
五钱　　南星六钱

上细末，绿豆粉为丸，每服三分，冷茶送下。

朱砂顶又名白玉顶

一切痰证。

南星　　半夏　　滑石等分　　巴霜合三厘一服

共为细末。每服三分，白汤下。

小风门又名十三太保

川乌一两　　草乌一两　　蜈蚣五条　　羌活三钱　　甲片三钱
麻黄三钱　　雄黄三钱　　乳香三钱　　没药三钱　　桂枝三钱　　全蝎
三钱　　防风三钱　　马前一两五钱

各为细末，配合一处。每服一钱二分，酒送。临卧服，避风出汗。

风 门 顶

雄黄二钱　川乌二钱　草乌二钱　明矾三钱　胆星三钱
白信一钱

上为细末。每服五分，冷酒少许，调姜白汤下。

白 豆 顶

白扁豆三钱五分　雨茶[1]三钱五分　白信一钱五分　陀僧一
钱五分

共为细末，糊为丸，分作十丸。每服一丸，冷浓茶
送下。

元门紫金丹

治一切无名肿毒，不拘手足上下。一切风痛、瘰
疬。

川鳖五两　麻黄四两，去节　雄黄三钱　蜈蚣三钱　蟾酥三
钱　川乌三钱　没药三钱　乳香三钱　广木香五钱　闹羊花三
钱　草乌三钱　生甘草三钱　麝香二钱　羌活三钱　虎骨五钱
全蝎三钱　归身三钱

朱砂为衣。每服七分或五分，小儿三分。

金 刚 顶

跌打损伤。

当归酒炒　金礞石童便制　草乌　乳香各等分

每服一钱或五分。

小 元 门

麻黄二两　川芎二两　乳香二两　没药二两　甲片三两

---

[1] 雨茶　即雨前茶，谷雨前采的茶。

马前_{炸，五两}

马前_{炸，五两}

为末。每服一钱，陈酒送下。

截　　疟

草果_{三钱}　　常山_{三钱}　　丁香_{七粒}　　槟榔_{三钱}　　乌梅_{三个}
建莲_{十三粒}　　红枣_{十一个}

上药水煎，露一宿，次早温服。须发日早晨吃。

卷 二

串 方

八 仙 串

除一切虫积、食积、痰积、气积、血积、寒积、水饮。一服如神，湖海之士，非此不行，珍秘不泄。乃串药中最王道而响者，故列于首。

干漆_{炒令烟尽，五钱}　丁香_{三钱}　广木香_{五钱}　檀香_{五钱}
槟榔_{五钱}　防己_{一两}　黑丑_{取头末，三两}　白丑_{取头末，二两}

黑、白丑头末和匀，分一半生用，一半炒熟用，楝树根皮为末_{一两。楝树须要白皮而生子者用之，无子者不用。}

上为细末。每服三钱，小儿减半，砂糖泡汤送下。孕妇勿服。

五 色 串

主治同前。下物有五色，故名。

黑丑头末_{四两}　槟榔_{二两}　生大黄_{一两}　木耳_{二两}

上为细末。每服三钱，白汤送下。

四 圣 串

治九种心痛，追虫打积。

　　槟榔四两　　雷丸二两　　芜荑二两　　黑丑头末三两　　生大
黄二两

　　为末，砂糖汤送下。大人二钱，小儿钱半，重者二
三次即止。

十　面　串

　　治小儿肚大腹胀，消痞去积。

　　明矾三钱　　朱砂二钱　　血竭二钱　　红曲四钱　　儿茶二钱
神曲二钱　　陈皮二钱　　细辛一钱　　川贝二钱　　黑丑头末二两
白丑头末一两　　槟榔一两

　　共为细末。乌药二两煎汤去渣为丸，红曲为衣。每
服二钱，姜汤送下。

槟　榔　串

　　追虫打积。

　　槟榔二两　　黑丑头末二两　　陈皮一两　　广木香五钱

　　上为细末。三四岁者一钱五分；七八岁至十岁内外
者三钱，白汤送下。

郁　金　串

　　主治如前。

　　巴霜一钱　　郁金五钱　　当归一两　　官桂五钱　　槟榔一两

　　上为细末，砂糖调四分五厘。壮实者五分。能除一
切积滞，串中无双。

单　黄　串

　　治一切痰火食积。儿科尤善。

　　生大黄二两　　制礞石一两，留三钱为衣　　山楂三钱　　麦芽三

钱

为末，神曲为丸，每丸重一钱，青礞石为衣。每服一丸，清汤化下。

小串—名白头兵

治伤风冷痰，寒积积饮等症。

南星　半夏　滑石各一两　巴霜五钱

为细末。每服一分五厘，饭为丸，姜汤空心下，大便行三次，即以白粥止之。

四 贤 串

治食积疳劳，翻胃噎隔，五臌十胀，虫积痞块。

雷丸一两　青皮五钱　三棱三分　黑丑头末五钱

为末。早空心砂糖调服三钱，莫吃饭，恐虫头向内。候腹内疼即下矣，后下鱼冻，再下虫二三次，用粥饮汤止之。若治痞块，用陈酒送下，块即降消，不必用全虫等类。

牛榔串—名小串

除积食腹胀。

黑丑头末　槟榔等分

为末，不见火。每服三钱，白汤送下。泻三次即止。

鸢 尾 串

臌胀行药。

白蝴蝶花根晒干为末，四钱

再加生者一两二钱，切如米枢状，用老酒并砂糖温服送二药，下数次即以白粥补之。忌盐百二十日。按：此药不肯留存腹内，切碎鸢尾，囫囵泻出无存。但此药服后，忌一切食物，复发不救。

三 仙 串

治停食胸满、泻痢、积食。

生大黄八两　　干姜八两　　巴豆带壳一斤，取仁压去油

上为细末，蜜丸，绿豆大。每服三丸，白汤送下。

牛 黄 串

治食积心痛。

生大黄五钱　　细辛五钱　　巴霜三钱

为细末，陈米饭为丸，如芥子。每服七粒，白汤送下。

八 仙 过 海

治跌打损伤。

乳香　　没药各去油　　血竭　　当归　　半夏　　巴霜　　䗪虫炙干，各一厘

为末，陈酒送下。

七转万应丹

治五积六聚、虫积作痛。

芜荑四钱　　黑白丑头末四两　　槟榔三两　　大黄三两　　木香四钱　　雷丸三两　　锅灰三钱　　使君子肉五钱　　鹤虱五钱

上药为细末，葱白汤露一宿治丸，如黍米大。每服四钱，仍以葱白汤露一宿，早晨温酒送下。下虫后，即以温粥补之。

万 应 丸

治虫积心痛。

槟榔_{五钱}　生大黄_{八两}　黑丑头末_{四两}　苦楝根皮_{一斤}
牙皂_{十挺}

为末。将楝根、牙皂熬膏为丸，如梧子大。沉香、雷丸、木香、细辛共末为衣。每服十丸，四更时砂糖汤送下。

又 方

追虫取积，经验神效。

黑丑_{一斤，取头末六两}　槟榔_{一斤，取头末四两}　生大黄_{四两}
使君子肉　芜荑　雷丸_{各五钱}　锅灰_{七钱五分}

共为细末，一处用葱白连须煎汤打糊为丸，如桐子大。每服四钱，量人气禀厚薄加减。如疾深再加五钱，如人弱止用二钱，小儿一钱五分，用葱白汤隔夜露一宿，五更时冷服。至天明先行大便，次后即见血鳖等物。待日西申时后过三四次，方可用温粥补之，徐徐而进，不可食热物，恐犯药性，忌二日并瓜果、面食、生冷之物。

追虫取积丸

治同前。

广木香　鸡心槟榔　芜荑　锅灰_{各一两}　生大黄_{三两}
生黑丑头末_{十两}　使君子肉_{二两}

为末。先将牙皂_{一两五钱}、向南楝树根皮_{二两}，水煎浓汁为丸，绿豆大，沉香为衣。每服三四十丸，空心砂糖汤送下，行止如前。

雷　公　串

消胀满积聚。

巴霜一钱　滑石二钱　姜黄三钱

为末，大水泛为丸。每服八分，空心冷姜汤送下。
腹内瘀如连炮，即解黄水，四五次愈。

臌　胀　串

专治水肿，立效。

三棱　莪术　苍术　青皮　陈皮各三钱　商陆二钱
泽泻　甘遂　木通　赤茯苓各二钱　胡椒二两　黑丑头末二
两　桑皮五钱

为末，醋糊丸，绿豆大。每服十五丸至二十丸，要
在五更服，二、三夜三服。第一服，葱汤下。第二服，
陈皮、桑皮汤下。第三服，射干汤下或姜汤下。

背　积　串

治酒臌、酒积。

黑丑头末　生大黄　槟榔　生甘草

每味春用八分、夏用九分、秋七分、冬一钱，为细末。
五更用井花水冷调下，后服"乌药顺气汤"，至重者，
服末药五钱。

八仙串又名遇仙丹

治杂症，追虫取积。

黑丑头末四两　尖槟一两　茵陈五钱　广木香一钱　血
余炭一钱　沉香一钱　牙皂五钱　加皮二钱

为末，醋糊为丸。每服三钱，五更冷茶送下。天明见效，不止自住，有虫行尽，勿进饮食，恐虫入内不下。

黄　白　串

治心疼立效。

白信一分三厘　巴霜三分　黄蜡四钱

上为细末，将黄蜡入铜勺内化开，下巴、信为丸，如绿豆大。每料作一百丸，朱砂为衣。每服一丸，热烧酒缓缓送下，不可性急。忌黄豆、牛犬肉及一切荤腥葱蒜等物，五日后不必忌。孕妇忌服。

遇　仙　丹

追虫去积。

黑丑头末一斤　生大黄一斤　牙皂三两

照前引下。

又　方一名九种灵丹。此药方与前"九制"
不同。汤引照前。

川木鳖八两，米泔水泡，去皮毛，切片。

第一次用川芎二钱，白芷一钱五，水六碗，煎至三碗，去渣，入木鳖药汁内，煮干为度。

第二次用银花、柴胡各五钱。

第三次用甘草一两，青盐二钱。

第四次用南星、半夏各五钱。

第五次用川牛膝二两。

第六次用杜仲二两。

第七次用木瓜二两。

以上俱如前收制。

第八次用干姜二钱，水二盅，煎汁一盅。

鸡心槟榔四两

为细末，水泛为丸。每服三钱，姜汤下。

红 衣 大 炮

莪术　槟榔　锅灰　鹤虱各一两　雷丸　使君子肉各一两　广木香五钱　黑白丑头末八两

共为细末。每服五钱，广木香汤送下。不论远年近日，一服打下积痞虫瘕。

郁 金 串

治经闭久不行者，服此即通。

郁金一钱五　三棱酒炒　莪术酒炒，各一钱五　南星　半夏各二钱　雄黄五分　生蒲黄三钱　赤芍酒炒，一钱五　五灵脂三钱

为末。每服五钱，红花、桃仁煎汤送下，即行。

三 黄 串

不论食积、气块并治。

雷丸一两　生大黄九钱三分　使君子肉一两　广木香三钱

为细末。每服五钱，砂糖调服。

化 食 丹

专消积食。

雄黄　郁金　槟榔　乳香各一钱　巴霜二钱

为末，米糊为丸，桐子大。每服三五丸，白汤送下。

千秋散一名金钥匙

专治小儿一切杂症。食积疳劳，肚大青筋，吐泻软弱，一切皆效。珍之，惜之。

山楂八两　陈皮八两　木香二两　瓦楞子煅，一两　胡连三钱　砂仁三钱　鸡肫皮炙焦，一两

为细末。每服二匙，看儿大小加减。

呕吐，姜汤下。　　泄泻，清汤下。

伤食，麦芽汤下。　腹肚热痛，黑栀汤下。

潮热，柴胡汤下。　腹肚冷痛，吴萸汤下。

饮食不通，米汤下。白痢，砂糖汤下。

赤痢，蜜汤下。　　疟疾，鹤虱汤下。

虫积，苦楝树根皮汤下。

伤寒，紫苏汤下。　伤风，薄荷汤下。

疳积，黄连汤下。　食积，神曲汤下。

一切杂症，白汤送下。

郁 金 丸

治臌胀。

广木香六分　大茴四钱　雄黄四两　沉香六分　郁金一两二钱　乳香　巴霜　五灵脂各一两二钱

为末，米醋糊丸，桐子大，朱砂为衣。壮人七粒，弱人五粒，陈酒送下。

消 胀 验 方

此方逐水消胀，神速神效。施之壮实者，老小虚弱忌用。

沉香一钱　木香二钱　砂仁二钱　卜子五钱　甘遂二钱
槟榔二钱　陈皮三钱　川朴五钱　大黄三钱　楂肉五钱　枳壳
三钱　芫花二钱　大戟二钱

为细末。每服三钱，清汤下。

宽性如意丹

治寒痰、食积，翻胃噎膈，水泄肚疼，心痛等症。

白信五厘　巴霜二分　雄黄　白芷各一钱　母丁香五分

上为细末，红枣肉捣，为丸，如桐子大。每服大人
二丸，小儿一丸，白汤送下。

八仙妙应丹

治男妇小儿外感内伤，水谷停留肠胃，生虫成疾，
恶心，呕吐苦酸，嘈杂，疟，痢，黄疸，水肿，臌胀，
噎膈翻胃及妇人癥瘕积聚，心腹疼痛，小儿疳症，面黄
肌瘦，肚大脚细，一切虫积，并皆治之。

雷丸一两　锅灰一两五钱　芜荑一两　木香一两　生大黄
一两　槟榔一两　使君子肉一两　黑丑头末三两

上为细末，用葱白一斤煮沸，露一宿，为丸，如粟
米大。每服四钱，重病年深者，加至五钱，葱姜汤下，
或木香汤下。十五岁以上者，可服三钱。三岁至七岁，
可服一钱。早晨送下，务要在房内，不要出外见风。或
通泄见积如紫筋不断，或如烂鱼肚肠，或如鸡肝黄色，
或如米泔水，稠粘不断，或如马尾虫，或如血鳖虫。

通　关　散

治关膈不通，翻胃噎膈。

牙皂三钱　巴豆仁二十一粒　大枳壳一个，去瓤、子、皮膜

将牙皂切片、巴豆二味入枳壳内合住，线切紧，分为数次，晒干切片，共为细末，加沉香一钱，白滚汤送下如神。

治臌胀仙方

生大黄一两　甘菊一两　黑丑　白丑头末，各一两

共末和匀，用红糖十两，将水拌成膏，作八服，白滚汤调服。服完药，必大小七八次，胀即消。忌盐二十一日。

斗　金　丸

治一切感冒停食，胸满积聚，泄泻等症。各随症下。

寒食面一钱二分　巴霜三钱　朱砂一钱五

共为细末，再用寒食面四五钱打糊为丸，如粟米大。大人七丸，小儿随减。

水　肿　串

芫花醋炒，五钱　甘遂三钱　大戟一钱　千金霜二钱　荜拨三钱　槟榔三钱　牙皂二钱　黑白丑各三钱

为末。每服一钱，白汤送下，或水泛为丸，白汤送下。

蟾　蜍　串

治气膈臌胀。

蟾蜍炭六分　青皮六分　青丸炭八厘

为末。每服二分，用青皮二分煎汤送下，作痛泻。

十 大 功

跌打损伤。

藤黄一两　桑树炭一两

为末。每服八厘，酒化下。

追 虫 串

黑、白丑君　槟榔臣　广木香少许　枳壳　生军炒

蓝布灰

柳叶汤送下，如要取螺蛳，积干漆灰为引。

五 香 串

丁香一钱　广木香三钱五　沉香二钱五　降香三钱五　巴

霜一钱　朱砂一钱，为衣

共为末，神曲糊丸。每服五分，白汤送下。

又 方

母丁香八钱　木香一两　降香一两　沉香一两　松香一两

藿香一两　枳壳八钱　巴霜五钱

为末，糊丸。每服五分，姜汤下。

开 结 串

噎膈翻胃，胀满癥瘕，黄疸水臌。

木香一两二钱　大黄二两　青皮二两　枯矾二两　葶苈醋

炒，二两　白术二两　枳实二两　南星二两　大牙皂二两　半夏

二两　黑丑晒为头末，半斤　白丑同上，半斤

以上十二味为细末，姜汁面糊为丸。每服二三钱，

白汤送下，或姜汤、温酒下。

水　门　串

妇人小腹痛，经水不调，经闭等症。

沉香　小茴　扁蓄　瞿麦各一两　大腹子四钱　生大黄四两　巴霜二钱五分

为末。每服一钱，空腹陈酒下。

又　　方

木香二钱　小茴二钱　生军二钱　三棱　莪术　扁蓄　瞿麦各二钱　百草霜五钱　巴霜六分

为末。每服一钱。

血　鳖　串

胃气腹痛，经水闭。

沉香二钱五　木香六钱　红花五钱　大茴五钱　小茴一两　尖槟榔一两　扁蓄五钱　瞿麦五钱　巴霜五钱

为末。每服三钱，酒送下。

槟牛大串

追虫打积，水肿，小儿腹大肚疼。

尖槟一斤　黑白丑头末各八两　牙皂五钱　锅灰五钱　芦荟五钱

为末。每服三钱，小儿一钱五，砂糖汤下。

香　桃　串

巴豆半粒　桃仁五钱　枳实三分　生军三分

二龙大串

尖槟榔四两　黑白丑头末各一两五钱　锅灰一两　雷丸五钱　大黄一两五钱　枳壳一两　莪术八钱

为末。每服三钱，砂糖调下。

小 二 龙 串

黑白丑头末各一两　生大黄二两

为末。每服二钱，砂糖调姜汤下。

将 军 大 串

大黄　尖槟　黑白丑各四两　锅灰二钱五

为末。每服三钱。同上。

五 色 大 串

黑丑　白丑各六两　姜黄二两　干面二两　榆面二两　神曲一两　木耳二两　楂肉二两　巴霜五钱　红曲六两

为细末。每服五分，砂糖调姜汤下。

青 陈 串

治积聚潮热，胃不和，身肿，蛊气腹胀，足肿，大便不通。

青皮五钱　陈皮五钱　木香五钱　甘遂五钱　芫花一两，醋炒　大戟盐水炒，一两　大黄二两　黑白丑四两

有虫加芜荑三钱，共为细末，水泛为丸，如桐子大。每服五六十丸，白汤下。

五 臌 串

治五臌十胀、丹腹。

千金子去油，一两　甘遂三钱　葶苈子三钱　牙皂五钱　槟榔一钱

小 串

除疳积久泻。

槟榔—钱　黑丑二钱　大枣七枚

加水，饭锅上蒸三次，令先去药，服汁与枣。

化 积 串

大便清。

茶叶四两　罗苏—两，即苏子

为末。每服一钱五。

流 星 串

大便红。

红曲—两　澄茄四两　香附四两

为末。每服一钱。

虫 积 串

治小儿惊疳诸证。

青蛤粉—两　代赭石五钱

为末。每服一钱，钩藤汤下。专治小儿。

六 神 丸

川朴二两　白芷—两　陈皮二两　苍术二两　薄荷—两

槟榔〔1〕

为末，葛粉为丸，雄黄、朱砂、红曲为衣。

平 胃 散

川朴—两　陈皮—两　神曲—两　炒晚米—合

每服三钱。

---

〔1〕 槟榔　原本无剂量。

八　卦　串

治一切黄病。

茵陈一钱　苍术一钱　白术五分　槟榔五分

为末。作一服。

龙　游　串

治一切疮毒瘰疬。

银花一钱五　寒水石五分　黄柏一钱五　甘石一钱　青黛五分　百草霜五分

为末。作二服。

通　关　串

治小儿食积痞块，肚大泻痢一切等症。

枳壳一钱　建曲二钱　麦芽二钱　谷虫二钱　钩藤一钱　山楂二钱

为末。作三服。

连　环　串

治风病。

麸皮二钱　朱砂二分　代赭石一钱　灯草灰四分

为末。作二服。

补　天　串

治梦遗。

象牙屑一钱　桑螵蛸一钱

为末。作一服。

火　门　串

治一切肚泻，红白痢疾。

蛤粉一钱　熟大黄三分　木通一钱　丁香一对

为末。作一服。

落 瓜 方

当归　红花　苏木酒炒,各二钱　百草霜一钱　原麝二分

为末。水泛为丸,或酒或白汤送下。

一 丸 散

鸦片三分　麝香五厘　樟脑一钱

为末,蜜丸,作一丸绢包,塞入阴户内,仰卧一二时,其胎即下。如落后,用甘草汤解之。内服后"金竹落胎散"三钱。

金竹落胎散

此方立验。

篁竹青皮一钱　水银一钱,同铅三分熔化,投汞制,死　黄芩
生蒲黄各五钱　斑蝥三钱,去头足,糯米炒黄色

共为细末,水泛为丸。每一月用一钱。如五、六月用药五、六钱,老酒空心送下。

断 胎 方

麝香　肉桂　红花　冰片等分

水丸。土牛膝煎汤送下。

下私胎立应方

麝香七分　官桂一钱　蓖麻仁二钱

共为末,用枣肉共研,大半用桑枝送入阴户,小半枣丸,好酒送下即落。

又　方

斑蝥一两，去头足，粘米炒黄色　胆矾三钱　巴豆二钱　蓖麻仁二钱　金牛根一两　白丁香一钱五　萤火虫二钱，去头足，炙　木鳖壳一钱五

上八味为末，用黑狗血为丸，每重一钱。加入麝香一分、金刚子一粒为末，放在丸内。如一月一丸，用芫花汤送下；未满一月或二十日者，胎化脓血逐日下，血尽后用四物汤补之。

通经下胎方

斑蝥七个，糯米炒黄　瓜蒂　白丁香　赤小豆　白僵蚕磨刀汁下细泥各等分

为末。五更井花水送下。二十以上服二钱，二十以下服一钱五。

难产下胎方

红花三钱　当归五钱　艾肉五钱　麝香少许
水煎和酒服。

又　方

水银三钱　青铅一钱五，熔化，入水缽制，死　黄芩一两
为末，蜜丸。空腹，白汤下二十丸。

又　方

归尾　川芎　川乌各三钱　川漆三钱　三棱　蓬术红花　肉桂各三钱　苏木　桃仁各三钱　芒硝三钱
水酒煎服。

又 方

三、四、五月者可下，月分多者不效。

芫青即青娘子，七个，去头足　　樗鸡即红娘子，七个，去头足　　斑蝥七个，去头足　　桃仁五分　　川木鳖油炸黄，三分　　巴豆一粒　　麝香一分　　锅灰一钱

如月分多而不下者，余药加倍，惟木鳖、巴豆二味不可加。

为末。用葱白、桃枝各七寸，水酒煎汤送下。

又 方

哺退鹅蛋壳七个，去外硬壳，取内软衣焙焦

为末。空腹酒下或白汤亦可。

三请诸葛

铅粉二钱　　蚂蟥干一钱，火炙干为末　　急性三钱，生研净末　　干漆二钱，炒透　　雌雄蟹壳一月一对，炙黄，研为细末

用苏木八两煎汁熬膏为丸。每日空腹送下三钱。

又 方

斑蝥五只，去头足，糯米炒　　归尾三钱　　淮牛膝二钱　　川芎一钱　　急性子一钱　　巴霜三分　　干漆炒，一钱　　三棱醋炒，一钱　　莪术酒炒，六分　　青娘子　　红娘子各一对　　沉香三分　　肉桂五分

为末。神曲糊丸，原麝为衣。此方疑不是吃药，放塞户中之用。

又 煎 方

归尾八钱　　三棱三钱　　莪术三钱　　川芎二钱五分　　红花一钱　　淮膝　　滑石各三钱　　冬葵子五钱　　炮姜一钱　　蒌仁十四粒

又　方

花粉三钱　青娘子　红娘子各一对　斑蝥七个　麝香五分细辛五分　丁香一钱　肉桂心一钱

加葱头七个捣烂裹药，以绢片包药，放入阴户内窍中即下。

又　方

官桂一钱　土牛膝五钱　梅树根三钱　桃树根三钱

为细末，加火酒一盅浸绞，取汁去渣，和酒浆一盅炖热，空心服下，盖暖一时即下。

多子绝孕方

棕榈树子五钱,炒燥　归尾三钱,焙　血管鹅毛三钱,煅存性

为细末，作一服，用广零陵香五钱，淡竹叶根五钱，车前子一钱煎汤送下。行经后服即不孕。

厌　生　方

血管鹅毛烧存性，为细末三钱。产后酒送下一服，永不受孕。

又

多年油木梳烧灰，白汤送下，行经后服。

又

零陵香酒煎，行经后服一两，则一年不孕；二、三两，则二、三年不孕。

打　胎　方

归须五钱　桃仁九个　红花二钱　斑蝥七个,糯米拌炒　乳香二钱　没药二钱　木香一钱　官桂一钱　紫葳花二钱　干姜

一钱

　　为末。每服二钱，空腹好酒送下。

悬 蒂 汤

　　归尾五钱　三棱二钱　瞿麦五钱　王不留行五钱　冬葵子三钱　白蔹二钱　肉桂一钱五　土牛膝鲜，一两　庵子三钱　半夏一钱五　鲜□□一两　海带三钱　赭石末三钱　桃仁五钱　淡竹叶根五钱　䗪虫三钱　延胡二钱　酸酱草子一钱五　皂角仁十四枚

　　水煎，空腹服。

卷 三

抵 方

黄金抵又名赤金抵

方士以此抵金箔，诡言金箔用人乳、篁竹沥煅焠而成。

金精石放炭火上烧松，层层可揭，宛似金箔，漆工作糁金画扇，代回残者即此。《本草》主治，润燥消痰，去大风诸疾，能镇惊安神，消斑解毒。故可入诸药中作金以抵钱。

假 猩 血

治一切无名肿毒。

端阳午时用白碱一两二钱　风化石灰一两二钱　生大黄三钱　川倍子二个

先将大黄、倍子入砂锅内，用水一大碗煎汤，沸时加水添上，如此数十次，仍盛一宫碗，捞起黄、倍入灰碱搅匀，置瓷器内封固，遇毒时，将鲜草梗挑点，一刻数次即退。

制 天 竺 黄

南天竹叶捣烂绞汁，入南星末和匀，将原树根开皮去膜，霜降前放前药于内，立冬日取出晒干，功倍竺黄。

胆 星

将南星为细末，同桃仁研烂晒干，再为细末，调黄牛胆汁，仍入胆壳内，悬挂阴干用之。

制 伽 南 香

将花栈沉香或速香，并青皮浓汁煮干，或同青皮煮一伏时。

制 百 药 煎

马齿苋汁煮川倍子，晒干即是。

通 血 香

方士以此伪孩儿口中血，药肆以此伪山羊血。

风化石灰筛细再研无声，一两　生大黄为末，二两五钱　浣衣白碱一两

加水一大碗熬化，下前二药煮干，捏如枣核样者，谓孩儿血。揿作薄片，晒干，谓山羊血。置米粒许于水上，即一红丝下放。

熊 红一名针刺丸

胆矾三钱　明矾一两

二味为丸，用针打湿，刺入即红。

假 琥 珀

上黄蜡三钱入器熬清去浮沫净，下提净老松香七钱再熬清，入紫草浓汁和匀，色赤为度。先以篾圈圈定，或印子倾成锭子块，先以木贼草打磨后，以新白布细细揩

摹，至光泽与真琥珀无异。

紧　药

白蜡_{三钱}　黄蜡_{五钱}　辰砂_{二钱}　血竭_{一钱}　盐卤_{一钱}

共化作条，火烧为雄黄吃透，方可雕扇坠。

猩　猩　血

五倍子_{五钱}，瓜儿竭_{一两}为末，入茶内黑色。

白　灵　药

生石膏_{一两}　墨_{二钱}

为细末，入水黑色，二味须各研和匀。

内　消　黄

风化石灰_{一两}　槐米_{三钱}

为细末，见水黄色。

熊　胆

猪胆不拘多少，取汁涂板上晒干，又涂又晒至胆汁数百，将胆胶刮下，用鸡胸镫皮裹如熊胆样，阴干，能分墨解尘，以伪熊胆。

狗　宝

炉甘石_{拣有层晕坚赋者用}　降香

煎浓汁加月石同煮干、洗净，阴干伪之。

牛　黄

拣囫囵禹余粮石，轻轻敲碎，取中心黄子似牛黄而有层晕者，用大黄汁煮透晒干以伪。

碰　硝

治点一切目疾，奇效。

大萝卜种一个，不去苗根，侧边开一大孔，纳鸡子
一枚，仍将原卜皮盖好开[1]，棉絮线缚定，将湿泥固
好，仍埋地下，待其开花结子，将老之际拔起，取出鸡
子。其中俱化为水收藏，点眼如神。再用煅石膏四两为
细末，糯米粉打糊，捣千下如糕状，将鸡蛋裹作一团，
阴干似石，摇之泊泊有声，钻眼有水，一敷赤目即已。
或加赭石、青黛、石屑于石膏中，宛如生成石子，外加
黄白蜡砑光，可以入水不濡。

磨　　镜

水银　铅　点铜各二钱

同熔，冷定，研细，和生明矾六钱研匀，每用少许
磨之。锡用老洋点。

---

〔1〕开　疑衍。

卷　四

色　　方

太乙紫金锭

生大黄二两　茅苍术二两　川芎二两　紫苏三两　黄柏
荆芥　大茴　香附　桂皮各三两　薄荷四两　细辛二两　杜
仲一两　陈皮四两　生草二两　川椒二两

共为细末。用糯米粉半升，炒，大麦粉四两，状元红红
土四两，研细入糊内搅匀，和前末捣千下，印作大锭子，
重一钱，晒干听用。

通治男女、大小、内外一切杂症，各随症用引。

外感发热，头痛饱闷，川芎、苏叶汤磨服。

心胃疼痛，陈皮、炙草汤磨服。

呕吐清水，炒米汤磨服。

腰疼、背痛，补骨脂、杜仲酒煎磨服。

红、白痢疾，苦参、艾叶醋煎磨服。

新久疟疾，白芥子煎酒磨服。

四肢痛风，红花煎酒磨服。

痔疮、痔漏，槐花煎酒磨服。

妇人经水不调，姜汤磨服。

小儿百病，薄荷汤磨服。

跌打损伤，红花酒磨服。

外科疮疡，银花汤磨服。

白虎抱龙丸

治小儿惊风发热，泄泻，夜啼不乳，不食，牙疳口糜等症。

寒水石_{生熟各四两}　　石膏_{生熟各四两}

为细末，生甘草熬膏为丸，如芡实大，朱砂为衣。每服一丸，白汤化服。

九　龙　针

治一切风痛痹湿，闪跌拳伤等症。

硫黄_{二两}　　雄黄_{一钱}　　肉桂_{三分}　　朱砂_{一钱}　　川乌_{三分}
草乌_{三分}　　原麝_{三分}　　干蝎尾_{三分}　　蜈蚣箝_{三分}

上为细末，放碗中微火溶，倾作片子。每用一米粒许，患上先用铜钱一枚放药于中灼之，或用米饭三粒捻作饼子，先贴患上，纳药于中灼之，其痛立止。

哭 来 笑 去

立止牙疼。

青盐_{一钱}　　火硝_{二钱}　　樟脑_{三钱}　　月石_{二钱}　　薄荷_{五分}
细辛_{五分}　　白碱_{一钱}

为细末，搽点痛牙。

落　牙　方

雌雄蜈蚣_{一对，炙焦}　　雄鸡子_{煨焦}　　白马牙_{一对，煅}

共为细末。敷动牙根，耐一时，咳嗽一声，牙即落矣。

离 骨 散

点牙即落。

大活鲫鱼_{一个，去肠，入白玉簪花根三钱}，皮硝令满缝好，大碗盖住，令出白霜，扫下收贮。遇患牙点少许于牙根即落。

田 姜 散

治诸气诸郁诸痛，男女、大小、内外不拘，岚障痧毒疮疡，跌闷，禽兽蛇虫伤螫，内服外敷，方士第一色样。

生香附_{去毛晒干，为细末}，每症用一钱，小儿五分，白汤送下。外伤用此，人乳调敷。疡肿初起，用醋调敷。

取牙不用钳

月石_{三钱}　草乌　北细辛　白玉簪花根_干　南星　川乌　生半夏_{各三钱}　胆矾_{五钱}

共为细末。夏三伏时，觅大雌鼠一个，十两以上者，剥去皮、头、足、尾，将药放鼠肚内及身上，磁器收贮，俟二三日自化为水。去其骨净，晒成霜，用鹅毛管取之，再放瓷器中收藏。用时先以针挑破牙肉，纳药少许，一时自落。

杂 平 胃

金精石为衣者，谓"金平胃"。东丹为衣者，谓"朱平胃"。

　　药肆中日合丸、散、粗渣，积贮为末。将饭锅巴炒为细末，对配打糊为丸，弹子大，烈日晒干。用金精石煅松为末，入缸钵内，水研令稠，即入丸子搓擦，令石末粘透丸上，日干再擦令光，宛似金衣。方士随病施此，曰平来平去。

卷　五

皮行通用方

白　玉　膏

专治寒湿疮。

铅粉二两　铜绿一钱　甘石一两　板油一两

八　宝　丹

收口糁药。

龙骨　虎骨各五分　儿茶　血竭各二钱　冰片　麝香各二分　乳香　没药各一钱

眼科七宝丹

一概眼疾。

甘石二两　海螵蛸一两　木贼灰二钱　朱砂一钱　冰片一钱　珊瑚一钱　琥珀一钱

加月石一两，可名"八宝丹"。

寸　金　丹

概治一切症候。

豆仁　砂仁　藿香　柴胡　干姜　半夏各一两　苍术　茯神　建曲　陈皮　厚朴　山药各四两　薄荷　苏子　生

草　独活　枳壳　白芷　木瓜　远志　防风各二两　桂枝五钱　青竹叶一百片

神曲糊为丸，朱砂为衣。

肥 儿 丸

宣连五钱　神曲四两　谷芽四两　芜荑一两　使君子二十个　茯苓四两　楂肉一两

定 心 丸

石菖蒲二两　远志一两　益智仁一两　人参三钱　麦冬一两　茯神二两　炙草三钱

蜜丸，朱砂为衣。

乳 风

穿山甲一钱　胡芦巴三钱

为末，白酒送下。虚人作二服，饱时服。

狗 咬

生芋艿捣乱，罨伤处即好。

疮 药

治一切湿热、寒湿下疳，梅毒等疮。

大黄　黄柏　黄连各一钱　白芷七分　广木香八分

江 湖 切

郎中皮老　膏药皮子　丸药弹式　眼药双连　末药随付吐顶　泻串　腰头匡药大洋　手头用药出货　虎撑铃　招牌吊货　病倦　好通　不好闷　酒清　烟云　一应见效丸散膏抵货

顶串赋、小包赋、皮子赋、惺惺小包赋，各项并除，供俱删去。

荜 拨 散

此散[1]牙痛。

荜拨一钱　　蟾酥三分　　烧盐一钱　　川椒二钱

绣 球 丸

疥疮。

苦参一两　　黄柏五钱　　枯矾二钱五　　雄黄一两

桃 花 散

金疮、刀疮。

大黄二两　　石灰一斤

共炒红色为末。

蟾 酥 丸

治无名肿毒。

寒水石二钱　　铜绿五分　　雄黄五钱　　蟾酥三分

无双顶 即挂印

猪血一杯，大茴四钱为末，龟尿少许，共为一处和匀，丸如桐子大，每丸内放苎线一根，长二尺许。吞下留线头在外，停一时要吐，用水一盏，吐出变为红虫一条。

出 虫 法

桑螵蛸匀干，和米为末，用水送下，其虫即出于舌。

---

[1] 此处疑脱治字。

扯 胬 肉

桑皮纸一条，加膏药油少许，加白丁香末于膏上，胬肉即出。

以上三法，江湖不肯传人。

孩 儿 血

狗肺一块，晒干研末，少许砂糖水调匀为丸，如青果大听用。

紫 河 车

白茯苓一块研细末，加姜炭少许，鹅毛拌匀，其色白，见水即黑。

《串雅内编》末卷抄出[1]

　　藏药[2]小袋名罗星袋，用针名铍针、药囊名无且囊、尺名分脉尺、取牙铁小筒名折脆、伪药名何兼草[3]、持竿布卖膏药者名货软、作道妆僧名游方、用针名挑红、用刀名放红、撮痧名标印、艾火名秉离、水调名填冷、与人治病名打桩、两人同治名拢工、共分酬金名破洞、赚人财帛名捞爪、脱险名出洞。走方有四验：一取牙，二点痣，三去翳，四捉虫。

---

〔1〕 此段亦有在《串雅内编》卷首者。
〔2〕 藏药　《串雅内编》作有。
〔3〕 何兼草　《串雅内编》作何兼。

《中医经典文库》书目

一、基础篇

《内经知要》
《难经本义》
《伤寒贯珠集》
《伤寒来苏集》
《伤寒明理论》
《类证活人书》
《经方实验录》
《金匮要略心典》
《金匮方论衍义》
《温热经纬》
《温疫论》
《时病论》
《疫疹一得》
《伤寒温疫条辨》
《广温疫论》
《六因条辨》
《随息居重订霍乱论》
《濒湖脉学》
《诊家正眼》
《脉经》
《四诊抉微》
《察舌辨症新法》
《三指禅》
《脉贯》
《苍生司命》
《金匮要略广注》
《古今名医汇粹》
《医理圆通》

《珍珠囊补遗药性赋》
《本草备要》
《神农本草经》
《雷公炮炙论》
《本草纲目拾遗》
《汤液本草》
《本草经集注》
《药性赋白话解》
《药性歌括四百味》
《医方集解》
《汤头歌决》
《济生方》
《医方考》
《世医得效方》
《串雅全书》
《肘后备急方》
《太平惠民和剂局方》
《普济本事方》
《古今名医方论》
《绛雪园古方选注》
《太医院秘藏丸散膏丹方剂》
《明清验方三百种》
《本草崇原》
《经方例释》
《经验良方全集》
《本经逢原》
《得配本草》
《鲁府禁方》
《雷公炮炙药性解》
《本草新编》

《成方便读》
《药鉴》
《本草求真》
《医方选要》

三、临床篇

《脾胃论》
《血证论》
《素问玄机原病式》
《黄帝素问宣明论方》
《兰室秘藏》
《金匮翼》
《内外伤辨惑论》
《傅青主男科》
《症因脉治》
《理虚元鉴》
《医醇賸义》
《中风斠诠》
《阴证略例》
《素问病机气宜保命集》
《金匮钩玄》
《张聿青医案》
《洞天奥旨》
《外科精要》
《外科正宗》
《外科证治全生集》
《外治寿世方》
《外科选要》
《疡科心得集》
《伤科补要》

《刘涓子鬼遗方》　　《老老恒言》　　　　《医理真传》
《外科理例》　　　　《明医指掌》　　　　《王九峰医案》
《绛雪丹书》　　　　《医学从众录》　　　《吴鞠通医案》
《理瀹骈文》　　　　《读医随笔》　　　　《柳选四家医案》
《正体类要》　　　　《医灯续焰》
《仙授理伤续断方》　《急救广生集》　　**五、综合篇**
《妇人大全良方》　　　　　　　　　　　《医学启源》
《济阴纲目》　　　　**四、医论医话医案**　《医宗必读》
《女科要旨》　　　　　　　　　　　　　《医门法律》
《妇科玉尺》　　　　《格致余论》　　　　《丹溪心法》
《傅青主女科》　　　《临证指南医案》　　《秘传证治要诀及类
《陈素庵妇科补解》　《医学读书记》　　方》
《女科百问》　　　　《寓意草》　　　　　《万病回春》
《女科经纶》　　　　《医旨绪余》　　　　《石室秘录》
《小儿药证直诀》　　《清代名医医案精华》《先醒斋医学广笔记》
《幼科发挥》　　　　《局方发挥》　　　　《辨证录》
《幼科释谜》　　　　《医贯》　　　　　　《兰台轨范》
《幼幼集成》　　　　《医学源流论》　　　《洁古家珍》
《颅囟经》　　　　　《古今医案按》　　　《此事难知》
《活幼心书》　　　　《医学真传》　　　　《证治汇补》
《审视瑶函》　　　　《医经溯洄集》　　　《医林改错》
《银海精微》　　　　《冷庐医话》　　　　《古今医鉴》
《秘传眼科龙木论》　《西溪书屋夜话录》　《医学心悟》
《重楼玉钥》　　　　《医学正传》　　　　《医学三字经》
《针灸大成》　　　　《三因极一病证方论》《明医杂著》
《子午流注针经》　　《脉因证治》　　　　《奉时旨要》
《针灸聚英》　　　　《类证治裁》　　　　《医学答问》
《针灸甲乙经》　　　《医碥》　　　　　　《医学三信篇》
《证治针经》　　　　《儒门事亲》　　　　《医学研悦》
《勉学堂针灸集成》　《卫生宝鉴》　　　　《医宗说约》
《厘正按摩要术》　　《王孟英医案》　　　《不居集》
《饮膳正要》　　　　《齐氏医案》　　　　《吴中珍本医籍四种》
《遵生八笺》　　　　《清代秘本医书四种》
　　　　　　　　　　《删补颐生微论》